# ZU VIEL UM DIE OHREN

Dr. med. Uso Walter
mit Dr. med. Lucia Schmidt

# ZU VIEL UM DIE OHREN

## Wie Stress das Hören verändert

ecoWIN

*Dieses Buch ist zertifiziert durch die Stiftung Gesundheit.*

*Sämtliche Angaben in diesem Werk erfolgen trotz sorgfältiger Bearbeitung ohne Gewähr. Eine Haftung der Autoren und des Verlages ist ausgeschlossen.*

*Gendererklärung*
*Der besseren Lesbarkeit wegen verwenden die Autoren im nachfolgenden Text zumeist die Sprachform des generischen Maskulinums. Personenbezogene Aussagen beziehen sich auf alle Geschlechter.*

2. Auflage


Medieninhaber, Verleger und Herausgeber:
Red Bull Media House GmbH
Oberst-Lepperdinger-Straße 11–15
5071 Wals bei Salzburg, Österreich

Satz, Umschlaggestaltung und Layout: Melanie Kraxner
Gesetzt aus der Palatino, Gräbenbach und SignPainter.
Grafiken im Buch: Peter Palm
Autorenillustrationen: Claudia Meitert / carolineseidler.com
Printed by Finidr, Czech Republic

ISBN: 978-3-7110-0292-1

# INHALT

# EINLEITUNG: ICH HÖRE, ALSO BIN ICH

Sicherlich kennen Sie den Spruch, »die Ohren auf Durchzug stellen«. Was so viel heißt wie: bewusst nicht hinhören, weghören, die Ohren ausschalten. Wer hat sich genau das nicht schon mal gewünscht, einfach nichts davon hören, wenn die Kinder wieder streiten, der Nachbar eine Party schmeißt oder die Autos am offenen Schlafzimmerfenster vorbeidüsen. Aber, diese Erfahrung haben wir alle schon gemacht: Es funktioniert einfach nicht. Wie viel Mühe wir uns auch geben, bewusst wegzuhören, es klappt nicht. Die Ohren kann man eben nicht wie die Augen einfach verschließen.

Dazu nimmt der Hörsinn seine Aufgabe nämlich viel zu ernst und wir müssen uns die Ohren schon verstopfen oder Fenster und Türen schließen, wenn wir missliebige Geräusche nicht wahrnehmen wollen. Der Hörsinn ist der einzige unserer Sinne, der immer im Einsatz ist – auch nachts. Was die Augen nicht sehen können, das hören die Ohren. Und sehr oft warnen sie uns so vor Gefahren. Deshalb hat die Evolution dafür gesorgt, dass wir unser Gehör nicht einfach bewusst ausschalten können. Das birgt nämlich Risiken. Denken Sie nur an die zahlreichen Verkehrsunfälle, die geschehen, weil jemand laut über Kopfhörer Musik abspielt, aber die Autos nicht mehr wahrnimmt. Dass wir so etwas einmal tun würden, also den ganzen Tag Kopfhörer tragen, das konnte die Evolution ja nicht ahnen – aber dazu später mehr.

Vielleicht denkt sich jetzt der eine oder andere Leser: Na ja, wenn man sich sehr auf etwas konzentriert oder einem interessanten Gespräch folgt, bekommt man von den sonstigen Geräuschen um einen herum trotzdem oft nichts mit. Das ist absolut richtig und ebenso ganz absichtlich von der Natur eingerichtet wie die immer offenen Ohren.

Woran es liegt, dass man zwar nicht bewusst die Ohren ausschalten kann, wir aber gleichzeitig manchmal weder das Rufen des Partners noch das Zwitschern der Vögel um uns herum wahrnehmen, ist eines der Rätsel, die wir in diesem Buch lösen werden.

Da ich HNO-Arzt bin, ist es naheliegend, dass ich mich mit dem Hören beschäftige. Es gehört zu meiner täglichen Arbeit. Aber ich hätte auch über das Riechen oder Schmecken schreiben können. Denn auch damit beschäftige ich mich jeden Tag. Der Hörsinn ist aber etwas ganz Besonderes. Ich bin immer wieder fasziniert, was er leistet, und wie sehr er unser Leben, oft unbemerkt, aber nachhaltig, beeinflusst. Man denke nur an Musik, die unsere Stimmung heben kann, die freundliche Stimme unseres Gegenübers oder das nächtliche Knacken im Flur, das uns senkrecht mit Herzklopfen im Bett sitzen lässt.

Das Ohr und der Hörvorgang faszinieren mich auch deshalb so sehr, weil dabei mit einfachsten Mitteln – einer Membran, ein paar Knöchelchen und einer Handvoll Sinneszellen – ein Maximum an Information herausgeholt wird. Andererseits sehe ich als HNO-Arzt ständig Patienten, die ihren Beschwerden hilflos ausgeliefert sind und Stress oder Angst entwickeln, weil sie die Arbeitsweise ihres Gehörs nicht kennen und deshalb keine Möglichkeit haben, ihren Zustand positiv zu beeinflussen. Das gilt insbesondere für Patienten mit Tinnitus. Ohrgeräusche beruhen aber vor allem auch auf einer fehlerhaften Hörverarbeitung. Unbehandelt führen sie häufig zu psychischen Problemen. Daraus entstand ebenfalls eine starke Motivation, dieses Buch zu schreiben.

Als ich meine Buchidee erst einmal vorsichtig anderen schilderte, waren sie sehr interessiert. Meine Zuhörer waren vor allem davon überrascht, wie eng das Hören mit unserem Stresssystem und unserem Gefühlsleben zusammenarbeitet und wie schnell diese wechselseitige Beeinflussung uns krank machen kann. Ein geräuschempfindlicher Lehrer, der sich nicht mehr in der Lage sieht zu unterrichten, ein Manager, der unter einem Tinnitus leidet, oder ein älterer Mensch mit Schwerhörigkeit und Depressionen sind typische Beispiele dafür.

Je mehr ich darüber sprach, desto mehr war ich davon überzeugt, dass den meisten Menschen die Wichtigkeit des Hörvorgangs für ihr Leben und ihre Gesundheit gar nicht bewusst ist. Ich habe viele Patienten mit Beschwerden wie Tinnitus, Hörminderungen oder einer Geräuschüberempfindlichkeit, die verzweifelt sind und nicht mehr an eine Besserung glauben, weil sie die Zusammenhänge zwischen Hörvorgang auf der einen sowie Stress und emotionalen Faktoren auf der anderen Seite nicht kennen. Das führt zu viel unnötigem Leid und ich hoffe, ich kann mit diesem Buch vielen Betroffenen helfen.

Meine Mitautorin, Lucia Schmidt, kenne ich durch ein FAZ-Interview, bei dem sie mich zum Thema Tinnitus befragte. In ihr habe ich jemanden gefunden, der all meine Gedanken so in Worte fasst, dass man sie mit Spannung liest, die mir kritische Fragen stellt und mit ihrem eigenen medizinischen Wissen als Ärztin das ergänzt, was ich vielleicht vergessen oder übersehen habe. Ich möchte ihr an dieser Stelle ganz herzlich dafür danken.

Als ich Lucia Schmidt also fragte, ob sie meine Co-Autorin werden wolle, hatte ich Glück, denn sie war gleich ganz Ohr und ebenso begeistert von dem Thema wie ich. Denn wie jeder andere kennt auch sie Menschen, die seit Jahren unter Ohrengeräuschen leiden und sich teilweise stark aus dem Leben zurückgezogen oder verändert haben. Außerdem erzählte sie, dass sie bei meinen Erzählungen über Schwerhörigkeit an ihren Großvater denken musste, der in seinen letzten Lebensjahren immer die Hand hinter das Ohr gehalten hatte, um die Stimmen seiner Enkel besser zu verstehen. Irgendwann drehte er den Fernseher so laut, dass man selbst bei verschlossenen Türen im Nachbarraum noch jedes Wort verstehen konnte. Er selbst konnte aber die dringliche Bitte der Großmutter, das Gerät doch leiser zu schalten, absolut nicht nachvollziehen.

Von nun an arbeiteten wir also gemeinsam an diesem Buch und waren uns schnell einig, dass es den Lesern helfen soll, die überwiegend unterbewusst ablaufenden Prozesse des Hörvorgangs zu verstehen, um sie besser beeinflussen zu können.

Wir versprechen Ihnen, dass Sie am Ende dieses Buches auch der Meinung sein werden, dass der Hörsinn völlig unterschätzt wird. Unser Ziel ist es, Ihnen zu vermitteln, dass es nicht nur faszinierend ist, sich mit dem Hörsinn zu beschäftigen, sondern auch wichtig, sorgsam mit dem Gehör umzugehen, um ein gesundes Leben zu führen und Hörschäden vorzubeugen. Darüber hinaus soll es Lesern, die bereits an Schwerhörigkeit oder Tinnitus leiden, Mut geben und wirkungsvolle Behandlungswege aufzeigen.

Dieser Text ist daher wie ein praktisches Handbuch angelegt. Denn den Hörvorgang als Produkt der Evolution kann man sich wie ein Softwareprogramm vorstellen, und in diesem Buch wird beschrieben, wie diese Software funktioniert und wie wir sie möglichst optimal nutzen können.

Unser Hörsinn ist von allen Sinnen der komplexeste. Schon lange bevor wir geboren werden, sehen, riechen oder tasten können, hören wir den Herzschlag und die Stimme unserer Mutter, wenn auch noch gedämpft durch das Fruchtwasser. Nach der Geburt begleitet uns das Hören unser Leben lang und schläft nie. Unermüdlich überwacht es die Umgebung, um uns vor Gefahren zu warnen und keine wichtige Information zu verpassen.

Das Ohr selbst ist ein Wunderwerk an Präzision und ermöglicht uns räumliche Orientierung und Kommunikation. Relativ spät in der Evolution entstanden, hat der Hörsinn überhaupt erst die Entwicklung des modernen Menschen möglich gemacht. Wären die Urzeitmenschen gehörlos gewesen, gäbe es keine Sprache, kein abstraktes Denken und keine Musik.

Dabei bestehen all die Klänge und Geräusche, die in uns Emotionen und Gedanken wecken, erst einmal aus nichts anderem als aus schwingender Luft. Ja, letztendlich steckt hinter dem Hören trockene Physik. Und die Kapitel, die die Physik hinter dem Hörsinn erklären, waren sicherlich jene, über denen wir beim Schreiben des Buches am meisten gebrütet haben.

Aber ohne das Wissen über die Eigenschaften und das Verhalten von Schallwellen kann man gar nicht erahnen, was unser Ohr tagtäglich für uns leistet.

Um die Flut der akustischen Informationen, die ununterbrochen auf uns einprasselt, verarbeiten zu können, hat die Hörverarbeitung raffinierte Mechanismen entwickelt und ist mit großen Teilen unseres Gehirns eng verknüpft. Entsprechend weitreichend sind die Folgen, wenn mal etwas nicht so gut funktioniert oder die Hörverarbeitung überlastet wird.

Fast jeder Mensch leidet im Laufe seines Lebens irgendwann einmal unter einer Hörminderung, einer Geräuschempfindlichkeit oder Ohrgeräuschen. Spätestens dann erkennt man, wie viel unser Hörvermögen mit Stress und

Emotionen zu tun hat und wie stark wir durch unsere akustische Umgebung geprägt werden.

Dieses Buch ist eine Einladung zu einer Reise in die Welt des Hörens. Wir werden erkunden, wie das Hören funktioniert und warum es im Laufe der Evolution so unerhört wichtig wurde. Wir werden den Schall verfolgen und verstehen, warum in dem Spruch »zu viel um die Ohren haben«, ein sehr wahrer Kern liegt. Und weil wir Autoren beide Ärzte sind, wissen wir, dass Patienten – und das trifft sicher auch auf unsere Leser zu – es gar nicht mögen, wenn man sie nur mit Informationen versorgt. Am Ende des Praxisbesuchs wollen alle ein Rezept in der Hand halten, an dem sie sich im wahrsten Sinne des Wortes festhalten können und auf dem steht, was sie nun am besten tun sollten. Und genau deshalb haben wir am Ende des Buches auch ein solches Rezept für Sie, quasi eine Gebrauchsanweisung mit zahlreichen Hinweisen und Antworten auf Fragen zum Thema Hören – damit Ihr Gehör bis ins hohe Alter hinein erhalten bleibt und Ihnen gute Dienste tut. Auf geht die Reise.

# 1

# WIE FUNKTIONIERT DER HÖRSINN?

# WER OHREN HAT, DER HÖRE: HÖREN ALS FENSTER ZUR WELT

## Unsere Sinne

Nähert man sich dem Thema Sinne und Sinnesorgane, kann man eigentlich nur ins Staunen darüber geraten, was für ein ausgeklügeltes Informations- und Kommunikationssystem sich die Natur da ausgedacht hat. Ununterbrochen werden wir mit physikalischen und chemischen Reizen aus der Umwelt konfrontiert, die unsere Sinnesorgane aufnehmen, in elektrische Impulse umwandeln und an unser Gehirn weiterleiten. Dieses verarbeitet alle eintreffenden Informationen, vergleicht sie miteinander und stuft sie auf unterbewusster Ebene als relevant oder nicht relevant ein. Erst wenn ein Signal als interessant oder wichtig deklariert wurde, wird es zum Großhirn weitergeleitet und uns bewusst – meist gleich noch mit der Information, ob das nun schön und angenehm oder eher erschreckend und warnend für uns ist. Droht Gefahr, wird eine Alarmreaktion ausgelöst, um unser Überleben zu sichern.

Stellt man sich unser Gehirn in seiner dunklen Schädelhöhle vor, sind die Sinnesorgane wie Fenster, die einen begrenzten Ausblick auf die Welt geben. Aufgabe des Gehirns ist es, aus diesen Ausschnitten ein Gesamtbild zu entwerfen, Zusammenhänge zu begreifen, Entwicklungen richtig einzuschätzen und sinnvoll zu reagieren. Unser Selbstverständnis und unser Weltbild hängen also direkt von den Möglichkeiten unserer Sinnesorgane ab. Sie bestimmen damit die Grenzen unserer Wahrnehmung.

Glücklicherweise hat uns die Natur nicht nur einen Sinn, sondern gleich sechs Sinne gegeben, die uns ganz verschiedene Ausschnitte aus der Welt zeigen und es uns ermöglichen, einen Sonnenuntergang zu genießen, auf unseren Namen zu hören, Lieblingsspeisen zu entwickeln oder die Wärme eines Wollpullis zu empfinden.

**Die sechs Sinne**

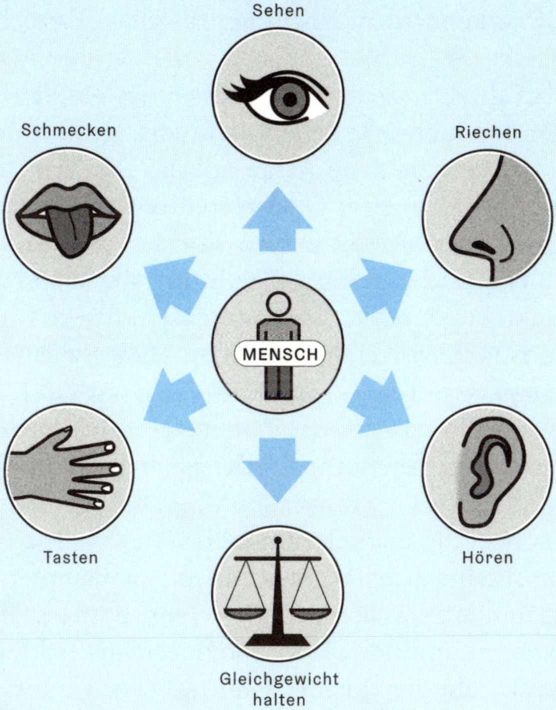


Mit den Augen sehen wir, nehmen Farben, Formen, Bewegung und Helligkeit wahr. 120 Millionen Stäbchen und fünf Millionen Zäpfchen besitzen wir auf der Netzhaut. Sie reagieren dabei auf elektromagnetische Wellen innerhalb eines Spektrums von 400 bis 750 Nanometern, die wir als farbiges Licht von Rot, Orange über Gelb, Grün und Blau bis hin zu Violett wahrnehmen. Mischen sich alle Frequenzen, erscheint uns das Licht weiß. Die Bilder, die beide Augen ans Gehirn weiterleiten, werden von diesem zusammengefügt, sodass ein räumlicher Seheindruck entsteht, der uns auch die Abschätzung von Entfernungen erlaubt.

Mit den Riechzellen in der Nase und den Geschmackspapillen der Zunge können wir verschiedene chemische Moleküle erkennen und nehmen diese als Gerüche oder Geschmäcker wahr. Die 20 bis 30 Millionen Riechzellen ragen dabei direkt aus dem Riechnerv, der ein Teil des Gehirns ist, durch eine Knochenplatte von oben in die Nase hinein. 400 verschiedene Arten von Riechzellen tummeln sich auf einem nur fünf Quadratzentimeter kleinen Areal im Nasendach. Die Riechzellen sind jeweils auf ganz bestimmte chemische Stoffe spezialisiert, die sie an der Molekülstruktur erkennen. Die Geruchseindrücke, die diese Zellen ans Gehirn weiterleiten, sind auch für einen Großteil unserer Geschmacksempfindungen zuständig, denn die Geschmacksknospen der Zunge vermitteln nur die vier Grundgeschmacksrichtungen süß, sauer, bitter und salzig.

Knapp 10.000 Geschmacksknospen hat ein Mensch auf seiner Zunge, diese wiederum enthalten jeweils bis zu 100 Geschmackssinneszellen und sind in sogenannten »Papillen« zusammengefasst, die man auch mit dem bloßen Auge sehen kann. Empfinden wir eine Speise als richtig scharf, sind dafür übrigens keine Sinneszellen verantwortlich, sondern Schmerzrezeptoren. Wer schon einmal ein viel zu scharfes Essen bestellt hat, wird das bestätigen – man schmeckt dann nicht mehr viel, es schmerzt nur noch.

Der Tastsinn (unterstützt von der Temperatur- und Schmerzempfindung) leitet uns mithilfe der Haut und Schleimhaut Informationen weiter, zur Oberflächenbeschaffenheit von Gegenständen, über Luftbewegungen und die Umgebungstemperatur. Vermittelt wird er durch winzige Rezeptoren, die in unterschiedlicher Dichte in der Haut und Schleimhaut verteilt sind. Dabei ist die Mundschleimhaut besonders empfindlich. Das führt dazu, dass uns ein Haar auf der Zunge wesentlich größer und störender vorkommt als auf dem Rücken, und dass kleine Kinder viele Dinge erst einmal in den Mund stecken, um sie zu erkunden.

Auch die Fingerkuppen sind besonders sensible Areale, die sogar Erhebungen von unter 0,001 Millimeter ertasten können. Die Oberflächenrezeptoren unterscheiden sich dabei je nach Anforderung. Einige übermitteln Druck, andere Temperaturreize oder Schmerzen. Der Gehörgang ist übrigens die schmerzempfindlichste Stelle am ganzen Körper. Auch die Berührung durch andere Menschen wird über den Tastsinn übertragen. Eine Sinneswahrnehmung, die für das menschliche Dasein essenziell ist, nicht nur für Kinder und Frischverliebte.

Der Gleichgewichtssinn im Innenohr übermittelt uns Informationen über unsere Position im Raum und lässt uns Bewegung spüren. Unterstützt wird er dabei von Rezeptoren in der Muskulatur vor allem im Bereich der Füße und der Halswirbelsäule. So wissen wir immer, wo uns der Kopf steht und spüren die Beschleunigung beim Starten eines Flugzeugs oder die Fliehkräfte in einer engen Kurve oder auf dem Karussell.

Der Hörsinn im Ohr schließlich sendet uns Informationen über Druckschwankungen in der uns umgebenden Luft. Dazu registrieren nur gut 15.000 Haarzellen in der Hörschnecke die Schallwellen, die uns über das äußere Ohr erreichen und vom Mittelohr verstärkt werden. Das klingt vielleicht gar nicht so unglaublich spektakulär, doch werden wir im weiteren Verlauf noch verstehen, warum das

Hören vermutlich der am meisten unterschätzte der sechs Sinne ist.

## Was macht das Hören so besonders?

Sehen ist wichtig. Aber mit den Augen sehen wir nur einen kleinen Ausschnitt vor uns und wenn es dunkel ist oder wir schlafen, sehen wir gar nichts. Droht uns Gefahr von hinten oder von der Seite, sind wir auf unser Gehör angewiesen. Schlafen wir, warnt uns nur das Gehör. Wollen wir morgens nicht verschlafen, weckt uns der Wecker mit lautem Klingeln. Das Gehör schläft nie, es ist immer auf Empfang. Tags und nachts, ein Leben lang.

Auch der Tastsinn, der Gleichgewichtssinn, der Geruch und der Geschmack sind wichtige Sinne, aber kommunizieren können wir mit ihnen nur eingeschränkt. Erst der Hörsinn ermöglicht es uns, miteinander zu sprechen. Ohne Gehör hätte sich in der Evolution der Menschheit keine Sprache entwickeln können und ohne Sprache wäre der Mensch nicht das geworden, was er ist. Erst die verbale Kommunikation, die auf der Hörfähigkeit beruht, ermöglicht uns abstraktes Denken und viele andere höhere Hirnfunktionen.

Und schließlich ist Hören auch einfach unterhaltsam. Eine Welt ohne Musik wäre nur halb so schön und wer mal einen spannenden oder traurigen Film ohne Ton gesehen hat, weiß, wie wichtig die akustische Untermalung für den emotionalen Effekt ist.

Hören ist also nicht nur irgendeine Information über unsere Umgebung. Hören ist unser wichtigstes »Alarm«-Sinnesorgan. Es ist unser wichtigstes Kommunikations-Sinnesorgan und es ist das Sinnesorgan, welches die Entwicklung zum modernen Menschen überhaupt ermöglicht hat.

# WAS SIE AUS DIESEM KAPITEL MITNEHMEN KÖNNEN:

1.
Ununterbrochen wird der Mensch mit physikalischen und chemischen Reizen aus der Umwelt konfrontiert. Die Sinnesorgane nehmen diese auf und wandeln sie in elektrische Impulse um, die sie dann ans Gehirn weiterleiten.

2.
Wir haben sechs Sinne:
Sehen, Hören, Tasten, Riechen, Gleichgewicht und Schmecken.

3.
Das Gehör ist unser wichtigstes »Alarm«-Sinnesorgan. Außerdem ist es unser wichtigstes Kommunikations-Sinnesorgan.

4.
Durch das Hören konnte der Mensch sich in der Evolution erst zu dem entwickeln, was er heute ist.

# ALLES SCHALL UND HALL: DIE PHYSIK HINTER UNSEREM HÖRSINN

## Schall

Bevor wir uns näher damit beschäftigen, wie wichtig der Hörsinn für unser Leben ist und wie negativ sich Störungen des Hörens und der Hörverarbeitung auf unsere Gesundheit und unsere Lebensqualität auswirken können, wollen wir uns zuerst etwas näher mit dem beschäftigen, was wir da überhaupt hören.

Rein physikalisch ist Schall definiert als Veränderung der Druckverhältnisse in einem Medium. Das klingt zunächst kompliziert, ist aber im Grunde ganz einfach: Luft, über die wir die meisten Schallinformationen empfangen, besteht aus unzähligen kleinen Molekülen, die ständig in Bewegung sind und sich gegenseitig anstoßen. Das kann man sich vorstellen wie beim Billardspielen, wenn eine Kugel eine andere anstößt und dabei ihren Bewegungsimpuls weitergibt.

Nehmen wir an, wir sitzen in einem italienischen Café, in dem jemand Gitarre spielt. Durch das Zupfen der Gitarrensaite werden Luftmoleküle im Raum in Bewegung versetzt. Diese nun in Schwingung versetzten Moleküle stoßen weitere Luftmoleküle an, es entsteht eine Welle, die sich in alle Richtungen im Raum fortsetzt, bis sie an unser Ohr gelangt und wir die Gitarrenmusik genießen können.

Durch die Bewegung der Luftmoleküle im Raum entstehen Bereiche, in denen sich mehr Moleküle tummeln (im

Fachjargon Verdichtung genannt) und Bereiche mit weniger Molekülen (Verdünnung). Das passiert, weil die einzelnen Moleküle sich nicht senkrecht zur Ausbreitungsrichtung der Welle bewegen wie ein Boot, das sich auf dem Wasser mit der Welle auf- und abbewegt, sondern in Ausbreitungsrichtung wie eine Schaukel, die hin- und herschwingt (siehe Abbildung unten). Die Bereiche der größten Verdichtung werden als Wellenberg und die der größten Verdünnung als Wellental bezeichnet.

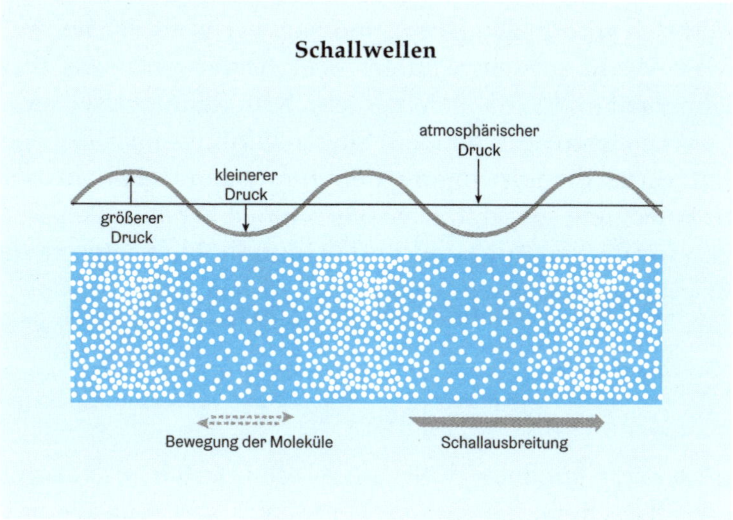


## Schallquellen

Damit überhaupt Schallwellen entstehen können, benötigt man zum einen eine Schallquelle, die die Wellenbewegung auslöst und zum anderen ein Medium, in dem die Schallwelle sich ausbreiten kann. Wie eben schon angedeutet, kann die Schallquelle eine Gitarrensaite sein, die das Medium Luft im Café in Bewegung versetzt.

Alles, was sich bewegt, erzeugt Schall. Das Herz, das schlägt, das Flattern eines Flügels, das Sirren eines Pfeils oder das Galoppieren eines Pferdes. Auch die Membran eines Lautsprechers bewegt sich hin und her und erzeugt durch diese Bewegung Töne und Geräusche. Ihre Schwingung überträgt sich auf die Moleküle der Luft.

Schwingt die Membran des Lautsprechers nach außen, so entsteht Druck und die Luftmoleküle verdichten sich. Schwingt die Membran zurück, so entsteht ein Sog, wodurch die Luftmoleküle wieder mehr Platz im Raum haben und sich verdünnen. Druck und Sog wechseln sich ab. Auf diese Weise entstehen immer neue Schallwellen aus Wellenbergen und Wellentälern, die sich im Raum fortsetzen.

Auch beim Sprechen und Singen wird die ausgestoßene Luft durch die Schwingung der Stimmbänder im Kehlkopf in Bewegung versetzt. Die so erzeugten Schallwellen werden im Rachenraum und in der Mundhöhle weiter modifiziert und erhalten ihre individuelle Klangfarbe.

## Schallausbreitung

In der Luft breitet sich Schall bei Zimmertemperatur mit einer Geschwindigkeit von 343 Metern pro Sekunde aus. Aber auch in anderen Medien werden Schallwellen übertragen, zum Beispiel in Wasser. Da es sich hierbei immer um Molekülbewegungen handelt, ist die Geschwindigkeit stark davon abhängig, wie dicht gepackt die Moleküle in dem Material sind, in dem sie schwingen. Je dichter das Material ist, desto langsamer breiten sich die Schallwellen aus, da deutlich mehr Moleküle und folglich auch mehr Masse bewegt werden müssen. Außerdem spielt die Anordnung der Moleküle eine Rolle. So werden bei einer regelmäßigen Anordnung die Schwingungen schneller weitergegeben als bei einer unregelmäßigen. Am Beispiel von Wasser kann man sich das gut klarmachen. So breitet sich Schall in Wasser viermal so schnell wie in Luft aus, da die Wassermoleküle regelmäßiger angeordnet sind. Friert man das Wasser ein, sind die Moleküle sogar noch regelmäßiger angeordnet und die Ausbreitungsgeschwindigkeit verdoppelt sich auf fast 3.000 Meter pro Sekunde.

**Wie weit ist das Gewitter entfernt?**

*Licht bewegt sich mit 300.000 Kilometern pro Sekunde, ist also wesentlich schneller als Schall. Dadurch sehen wir bei einem Gewitter den Blitz bereits einen Sekundenbruchteil nachdem er erschienen ist. Der Schall des durch den Blitz ausgelösten Donners bewegt sich dagegen nur mit rund 343 Metern pro Sekunde. Er braucht also ungefähr drei Sekunden für einen Kilometer. Zählt man die Sekunden zwischen Blitz und Donner und teilt diese Zahl durch 3, erhält man die ungefähre Entfernung des Gewitters in Kilometern.*

*Beispiel: Wenn der Donner 9 Sekunden nach dem Blitz zu hören ist, ist das Gewitter ungefähr noch 3 Kilometer entfernt (9 : 3 = 3).*

## Lautstärke

»Komm doch mal her, ich verstehe Dich nicht«, das ist ein typischer Satz aus unserem Alltag. Aber warum sagen wir das? Weil wir aus Erfahrung wissen, dass der Ton lauter wird, je näher die Schallquelle an unser Ohr rückt. Erinnern Sie sich kurz mal an die Moleküle in der Luft, dann können Sie schnell nachvollziehen, warum das so ist: Jedes Mal, wenn ein Molekül ein anderes trifft, geht etwas von der Energie verloren, mit der beide Moleküle aufeinandertreffen. Die Kraft, mit der sich die Schallwelle ausbreitet, nimmt also mit zunehmender Entfernung der Welle von der Schallquelle ab. Die Folge: Der Ton wird für uns immer leiser. Dabei gilt übrigens, dass die Lautstärke sich nicht linear mit der Entfernung verringert, sondern mit dem Quadrat der Entfernung. Verdoppelt sich der Abstand zur Schallquelle, erscheint der Ton also nur noch ein Viertel so laut für uns.

Manches Mal wollen wir etwas aber nicht deutlicher hören, sondern ganz im Gegenteil, wir wollen unsere Ruhe haben. Wenn die Musik im Nachbarraum dröhnt, machen wir die Tür zu. Wir schließen das Fenster, wenn draußen der Verkehr vorbeirauscht. Auf diese Weise legen wir dem Schall sozusagen Steine in den Weg. Trifft der Schall nämlich auf ein anderes Medium als auf das, durch das er sich bewegt, wird nur ein Teil des Schalldrucks weitergeleitet. Der andere Teil wird reflektiert oder absorbiert. Wie viel das ist, hängt ganz von der Art des Materials ab.

Geflieste Wände beispielsweise reflektieren fast den gesamten Schall. Deswegen hallt es in Bädern häufig. Auch Echos entstehen durch die Reflexion von Schall, etwa an Felswänden im Gebirge. Textilien oder poröses Material hingegen absorbieren große Anteile des Schalls. Teppiche, Vorhänge, Tapeten, aber auch Polstermöbel »schlucken« den Schall, wie man sagt, und verringern die Halleffekte in geschlossenen Räumen. Der Unterschied in der Klangqualität zwischen einem leeren und einem möblierten Zimmer fällt sofort auf. Zur Veranschaulichung: Stellt man sich die bewegten Luftmoleküle wie Tennisbälle vor, kann man dieses Phänomen gut nachvollziehen: Von einem glatten Steinboden prallen die Bälle deutlich besser ab als von einem dicken Teppichboden oder von weichem Sand.

Die Gestaltung von Hörsälen, Klassenräumen und Konzerthallen stellt Architekten daher immer wieder vor große Herausforderungen. Denn Halleffekte und Echos stören ganz massiv den Hörvorgang und die Konzentration. In den meisten Ländern gibt es daher gesetzliche Bestimmungen, die die akustischen Eigenschaften von öffentlichen Räumen regeln.

## Impedanz

Wie viel Schallenergie beim Übergang von einem auf das andere Medium weitergeleitet wird, hängt wesentlich von deren Übertragungseigenschaften (physikalisch »Impedanz« genannt) ab. Dabei gibt es Folgendes zu beachten: Je ähnlicher sich zwei Materialien sind, je geringer also der Impedanzunterschied, desto mehr Schallenergie wird übertragen. Bei unserem Beispiel mit der Tür, die zugemacht wird, ist der Impedanzunterschied zwischen der Luft und der Tür sehr groß. Es dringt nur wenig Schall hindurch. Deshalb ist das Türenschließen bei einem Wunsch nach Ruhe auch so effektiv. Auch bei Wasser und Luft ist der Impedanzunterschied relativ groß. Tauchen wir in der Badewanne unter, hören wir kaum noch, was außerhalb der Wanne gesprochen wird. Wir werden später noch sehen, dass der Impedanzunterschied von Wasser und Luft für den Hörvorgang eine ganz wesentliche Rolle spielt, denn der Schall, der uns über die Außenluft erreicht, muss auf das flüssigkeitsgefüllte Innenohr übertragen werden und das möglichst ohne große Hörverluste. Gar nicht so einfach und trotzdem genial von der Natur gelöst.

## Schallschatten

Ein weiteres Phänomen der Schallausbreitung ist der Schallschatten. Trifft der Schall auf ein Hindernis, das ihn nicht weiterleitet, so laufen die Schallwellen um das Hindernis herum, ähnlich wie das Wasser eines Flusses um einen Brückenpfeiler fließt. Auch unser Schädel stellt ein solches Hindernis für die Schallwellen dar.

Hören wir etwa das Martinshorn eines Krankenwagens von einer Seite, treffen die Schallwellen ungebremst auf das der Schallquelle zugewandte Ohr. Beim gegenüberliegenden, sich im Schallschatten des Schädels befindenden, Ohr treffen die Schallwellen dagegen erst später und deutlich abgeschwächter ein. Das Gehirn nimmt also erst das Geräusch aus dem einen Ohr wahr und etwas verzögert auch das aus dem zweiten. Dieses Phänomen erlaubt eine räumliche Orientierung durch das Gehör. Anhand der zeitlich versetzten Informationen aus beiden Ohren kann das Gehirn die Schallquelle gut orten und das Bewusstsein warnen: Vorsicht, bitte links fahren, rechts will ein Krankenwagen überholen.

## Dezibel

Wie laut wir etwas wahrnehmen, wird nicht nur durch die objektiven Eigenschaften des Schalls, wie die Entfernung der Schallquelle, beeinflusst, sondern auch durch die biologischen Eigenschaften unseres Hörsinns. Da das Spektrum des Schalldrucks, den das menschliche Ohr verarbeiten kann, einen Bereich von mehreren Zehnerpotenzen umfasst, wurde der Einfachheit halber als Einheit für die Lautstärke das »Dezibel« (dB) eingeführt. Es gibt nicht den physikalisch messbaren Schalldruck an, sondern setzt den aktuellen Schalldruck in Beziehung zu dem Schalldruck, den ein hörgesunder junger Mensch gerade noch wahrnehmen kann. Dieser wurde als Nullpunkt der dB-Skala gewählt. Aufgrund der logarithmischen Skalierung bedeutet eine Lautstärke von 10 dB, dass der Schalldruck zehnmal größer ist als an der Hörschwelle, eine Lautstärke von 20 dB, dass der Schalldruck hundertmal größer ist und eine Lautstärke von 90 dB, dass der Schalldruck eine Milliarde Mal größer ist.

Neben der Angabe der Lautstärke in dB hat sich auch noch die Angabe der Lautstärke in Abhängigkeit von der Frequenz eingebürgert. Denn das menschliche Ohr nimmt unterschiedliche Frequenzen subjektiv unterschiedlich laut wahr. Die häufigste dieser modifizierten Lautstärkeangaben ist die in dB(A). Sie wird vor allem für die Bewertung von Umweltgeräuschen verwendet. Wir werden daher im weiteren Verlauf des Buches auch noch auf die Angabe einer Lautstärke in dB(A) stoßen.

Ein wichtiger Faktor, der die Lautstärke zusätzlich beeinflusst, sind Interferenzen, die durch die Überlagerung von Schallwellen zustande kommen. Überlagern sich zwei Schallwellen, addieren sich ihre Schwingungen. Treffen zwei Wellenberge aufeinander, vergrößert sich die Lautstärke. Trifft dagegen ein Wellental auf einen Wellenberg, sind die Töne gegenphasig und können einander sogar aufheben. Dieses Prinzip machen sich Noise-Cancelling-Kopfhörer zunutze, indem sie zu jedem Außengeräusch ein gegenphasiges Geräusch erzeugen, wodurch sich beide Geräusche aufheben und ein ungestörter Musikgenuss auch in lauter Umgebung möglich wird.

## Tonhöhe

Jetzt wissen wir zwar, wie sich Schallwellen ausbreiten und zu uns ins Ohr gelangen, aber woran liegt es, dass wir verschiedene Töne unterscheiden können? Es liegt an der Frequenz der Töne, die in Hertz (Hz) gemessen wird. Die einfachste Form von Schall ist ein einzelner Ton mit einer festen Frequenz, etwa der Kammerton A, also der Referenzton zum Stimmen eines Musikinstruments, mit einer Frequenz von 440 Hz.

Stellt man sich eine Schallwelle noch einmal mit ihren verdichteten und verdünnten Bereichen vor, die wir ja auch als Wellenberge und Wellentäler bezeichnen (siehe Abbildung Seite 23), entspricht die Frequenz der Geschwindigkeit, mit der sich diese Bereiche, also Wellen und Täler, abwechseln. Bei einem Ton mit 440 Hz wechseln sich Wellenberge und Wellentäler also 440-mal pro Sekunde ab. Je höher die Frequenz des Schalls ist, desto höher erscheint uns der Ton. Je niedriger die Frequenz ist, desto tiefer klingt der Ton.

Das menschliche Ohr hört bei der Geburt ein Frequenzspektrum von 20 Hz bis ca. 20.000 Hz. Der Hauptsprachbereich, in dem wir uns verständigen, liegt zwischen 500 Hz und 4.000 Hz.

**Ultraschall**

*Schall mit einer höheren Frequenz als für das menschliche Gehör wahrnehmbar, bezeichnet man als Ultraschall, Schall mit einer tieferen Frequenz als Infraschall.*

*Fledermäuse können Schallwellen bis zu 200.000 Hz wahrnehmen und orientieren sich im Dunkeln anhand der Echos ihrer hochfrequenten Rufe, die für das menschliche Ohr unhörbar sind. Selbst bei schnellem Flug erkennen sie damit kleinere Tiere wie etwa Motten, von denen sie sich ernähren. Die räumliche Wahrnehmung ihrer Umgebung entsteht bei Fledermäusen also nicht wie beim Menschen durch die passive Aufnahme von Licht- oder Schallwellen, sondern durch das gezielte Provozieren und Registrieren von Echos.*

*In der Medizin nutzt man Ultraschall, um Bilder von den Organen im Körperinneren zu erhalten. Mit einem Schallkopf werden hochfrequente Schallwellen von zwei bis 18 Millionen Hertz ins Gewebe gesendet. Dort werden sie in Abhängigkeit von den Impedanzunterschieden der verschiedenen Gewebearten reflektiert. Die dadurch entstehenden Echos werden von der Sonde dann wieder registriert und in Form von Grauabstufungen als Bild dargestellt.*

Töne treten in der realen Welt allerdings fast nie mit nur einer einzigen Frequenz auf. Schlägt man beispielsweise auf einer Gitarrensaite den Kammerton A an, erhält man einen Grundton mit der Frequenz von 440 Hz und so genannte Obertöne mit einem Vielfachen dieser Frequenz. Erst durch diese Obertöne ergeben sich die charakteristischen Klangfärbungen verschiedener Instrumente und Stimmen, und wir können zum Beispiel einen Gitarrenton von einem Trompetenton unterscheiden. Neben Tönen besteht unsere akustische Welt vor allem aus Geräuschen. Als Geräusche bezeichnet man komplexe Frequenzgemische ohne regelmäßige Frequenzverteilung. Blätterrascheln, Wasserplätschern oder das Brummen eines Motors sind solche Geräusche. Sie bilden häufig den akustischen Hintergrund, vor dem wir Signale, Sprache oder Musik wahrnehmen.

# WAS SIE AUS DIESEM KAPITEL MITNEHMEN KÖNNEN:

1.
Schallwellen sind die Grundlage für den Hörvorgang.

2.
Sie entstehen durch Schwingungen von Teilchen in einem Medium und breiten sich in alle Richtungen aus.

3.
Beim Übergang von einem in ein anderes Medium wird Schall in Abhängigkeit von den Schallübertragungseigenschaften (Impedanz) reflektiert, absorbiert oder weitergeleitet.

4.
Die Lautstärke ist abhängig vom Schalldruck und wird in Dezibel (dB) angegeben.

5.
Die Lautstärke von Umweltgeräuschen wird üblicherweise in dB(A) angegeben.

6.
Töne haben eine bestimmte Frequenz, die in Hertz (Hz) angegeben wird.

7.
Als Geräusche bezeichnet man ein komplexes Frequenzgemisch.

# DIE PERFEKTE WELLE: DIE REISE DES SCHALLS

## Das dreigeteilte Ohr

Sie merken schon nach den ersten Kapiteln: Hinter unseren Sinnen, mit denen wir ja in erster Linie Wahrnehmung, Erleben und Genießen verbinden, stecken viel trockene Physik sowie grundlegende Naturgesetze. Und trotzdem kann es einen immer wieder aufs Neue faszinieren, was unser Organismus tagein, tagaus leistet, ohne dass uns das bewusst ist. Eine Meisterleistung ist sicher auch, wie unser Körper eine Schallwelle so übersetzt, dass wir sie etwa als wohlklingende Gitarrenmusik wahrnehmen. Bisher haben wir ja nur erfahren, wie der Gitarrenklang vom Musiker zu unserem Ohr gelangt, aber wie wir diese Schallwelle schließlich als Melodie wahrnehmen und einzelne Töne heraushören können, das kann man sich am besten verdeutlichen, wenn man sich vorstellt, mit einer Schallwelle durch das Ohr zu reisen.

Unser Ohr besteht aus drei gut unterscheidbaren Bereichen: dem äußeren Ohr mit der Ohrmuschel und dem Gehörgang, dem Mittelohr mit Trommelfell und Gehörknöchelchen und schließlich dem flüssigkeitsgefüllten Innenohr mit den eigentlichen Sinneszellen.

## Anatomie des Ohres

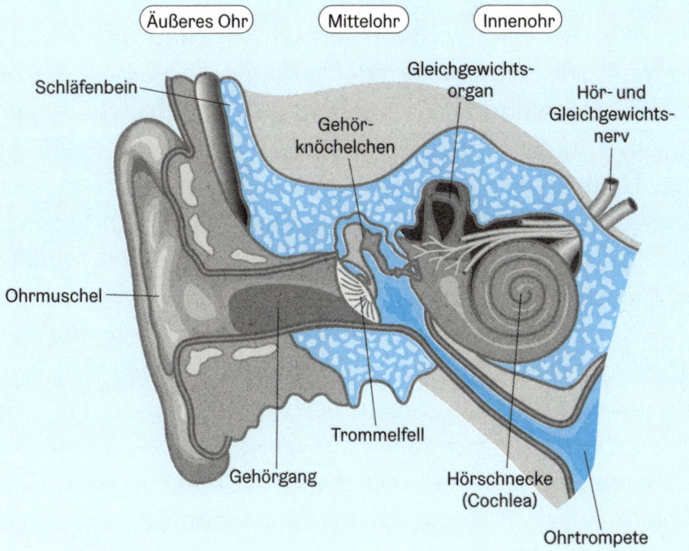


Jeder dieser drei Bereiche hat eine spezielle Aufgabe beim Hören: Das äußere Ohr wirkt wie ein Trichter, der die Schallwellen aufnimmt. Das Mittelohr hat die Aufgabe, den Schall zu verstärken und ans Innenohr weiterzuleiten. Im Innenohr wandeln Sinneszellen schließlich die mechanische Energie der Schallwellen in elektrische Impulse um.

Unsere Sinnesorgane arbeiten wie Übersetzer. Egal ob es das flackernde Licht einer Kerze, das Rauschen des Windes oder der Duft eines neuen Parfums ist: Sinneszellen von Auge, Ohr und Nase wandeln physikalische und chemische Reize in elektrische Signale um und übersetzen sie so in eine Sprache, die das Gehirn versteht. Beim Hören übernehmen die sogenannten Haarzellen im Innenohr diese wichtige Aufgabe.

## Von der Ohrmuschel bis zu den Haarzellen

Der Weg des Schalls durch das Ohr beginnt aber viel früher, nämlich an der Ohrmuschel. Diese besteht aus Knorpel und Haut und ist so geformt, dass sie die Schallwellen wie ein Trichter einfängt und in den Gehörgang lenkt. Aufgrund ihrer Form hören wir Geräusche, die uns von vorne erreichen, viel besser als solche, die von hinten kommen. Das ist gerade bei Gesprächen ein nicht zu unterschätzender Vorteil.

Schwerhörige vergrößern ihre Ohrmuscheln übrigens häufig, indem sie ihre gewölbte Hand hinter ein Ohr legen und auf den Sprecher gegenüber ausrichten. Auf diese Weise werden mehr Schallwellen »eingefangen« sowie Störschall von hinten und von der Seite ausgeblendet. Auch die Hör-Rohre, die noch bis ins 20. Jahrhundert die einzige Form der Hörhilfe waren, basierten auf diesem Prinzip.

Der Gehörgang, in dem der Schall dann eintrifft, ist ein zwei bis drei Zentimeter langer und leicht gekrümmter Gang, der von Haut ausgekleidet ist und am Trommelfell endet. Wie bei einer Flöte oder anderen Blasinstrumenten hat er aufgrund seiner Form und Größe ein charakteristisches Resonanzverhalten. Dadurch wird besonders der Frequenzbereich von 1.000 bis 6.000 Hz verstärkt, der für unser Sprachverstehen wichtig ist.

Die Haut im Gehörgang ist wesentlich dünner als unsere sonstige Haut und reichlich mit sensiblen Nerven versorgt. Verletzungen oder Entzündungen im Gehörgang verursachen daher besonders starke Schmerzen. Selbst eine nur leichte Berührung wird sofort registriert – um das sensible Ohr vor Fremdkörpern und Verletzungen zu schützen.

## Verstopfte Ohren

*Ohrenschmalz ist eine wachsartige Substanz, die von Drüsen am inneren Ende des Gehörgangs produziert und von der Haut wie auf einem Fließband nach außen transportiert wird, wo sie normalerweise unauffällig abgestoßen wird. Ohrenschmalz dient der Reinigung und Desinfektion des Gehörgangs. Kleinere Fremdkörper werden auf diese Weise nach außen transportiert und Bakterien abgetötet. Ohrenschmalz kann je nach den Fettsäuren, die es enthält, flüssig oder fest sein.*

*Trockene Haut, etwa aufgrund von Allergien oder Ekzemen kann zu einer Unterbrechung des Ohrenschmalztransports führen. Das Ohr ist dann verstopft, und der Schall kann deutlich schwerer zum Mittelohr vordringen.*

*Ein enger Gehörgangeingang kann ebenfalls ein Hindernis für die Selbstreinigung darstellen. Wenn das Ohrenschmalz nach außen transportiert wird und der Gehörgangeingang deutlich enger als der Gehörgang selbst ist, entsteht ein Effekt wie auf einer dreispurigen Autobahn, die plötzlich einspurig wird. Es gibt Stau.*

*Die häufigste Ursache für ein verstopftes Ohr und Entzündungen des Gehörgangs sind allerdings Wattestäbchen, die schon aus rein mechanischen Gründen das Ohrenschmalz eher in den Gehörgang hineinschieben, statt es herauszuholen. Außerdem wird das Ohrenschmalz durch die Wattestäbchen fest gegen die Haut gedrückt, was den weiteren Transport verhindert und Entzündungen begünstigt.*

Am Ende des Gehörgangs treffen die Schallwellen auf das Trommelfell und erreichen damit das Mittelohr. Das Trommelfell ist eine längsovale, schwingungsfähige Membran, die im umliegenden Knochen aufgespannt ist. Es ist mit 0,1 Millimeter hauchdünn und etwa so groß wie der Nagel eines kleinen Fingers. Hinter dem Trommelfell befindet sich eine von Schleimhaut ausgekleidete, luftgefüllte Höhle, die die Gehörknöchelchen enthält.

Der Mensch besitzt drei Gehörknöchelchen: Hammer, Amboss und Steigbügel. Wie so oft in der Anatomie sind sie nach ihrem Aussehen benannt. Man kann sich diese drei Knochen, die die kleinsten im menschlichen Körper sind, also recht gut vorstellen, ohne sie ein einziges Mal wahrhaftig gesehen zu haben.

Die Gehörknöchelchen sind gelenkig miteinander verbunden. Direkt hinter dem Trommelfell befindet sich der Hammer, gefolgt von Amboss und Steigbügel. Trifft nun die Schallwelle auf das Trommelfell, fängt dieses an zu vibrieren. Dadurch wird auch der Hammer in Schwingung versetzt. Wie bei einem Uhrwerk greift jedes Teil präzise in das Nächste und die Bewegung geht vom Amboss an den Steigbügel über.

**Die Gehörknöchelchen**

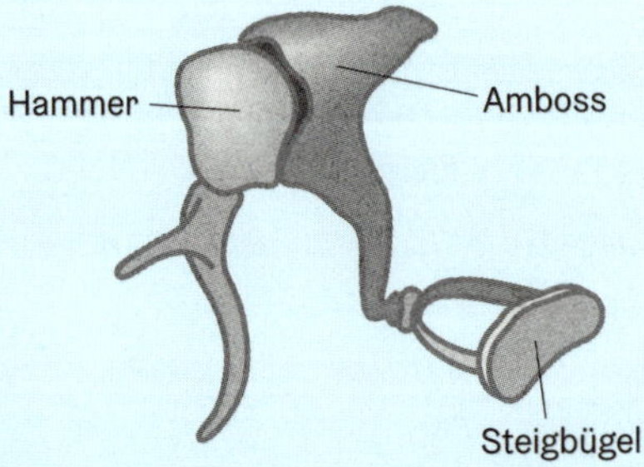

Damit ist die recht kurze Reise des Schalls durch das Mittelohr auch schon beendet. Denn die Fußplatte des Steigbügels gibt die Bewegung direkt an das Innenohr weiter. Man kann sich die Fußplatte des Steigbügels dabei wie einen Stöpsel in der Badewanne vorstellen, der perfekt in das Knochenfenster des Innenohres passt und dort seine Schwingungen direkt auf die Innenohrflüssigkeit überträgt.

Vielleicht fragen Sie sich nun völlig zurecht, warum bloß dieser komplizierte Weg, wenn er schließlich nur über die kurze Distanz vom Trommelfell zur Steigbügelfußplatte führt? Warum ist das Trommelfell nicht einfach direkt mit dem Innenohr verbunden?

Die pauschale Antwort darauf lautet, dass die Natur clever ist und sich bei der Konstruktion natürlich etwas gedacht hat. Die speziellere Antwort lautet: Auf diese Weise wird der Druck der Schallwelle deutlich erhöht. Denn im Mittelohr bewegt sich der Schall in Luft, im Innenohr bewegt er sich in einer Flüssigkeit. Würde also der Schall direkt vom Trommelfell ans Innenohr weitergeleitet werden, käme aufgrund des großen Impedanzunterschiedes zwischen Luft und Wasser nur ein Bruchteil des Schalls dort an. 98 Prozent der Schallenergie würden durch Reflexion verloren gehen. Das wäre eine ganze Menge. Vermutlich zu viel, um noch gut hören zu können.

Um diesen Verlust zu begrenzen, verstärkt das Mittelohr den Schall. Dieser Verstärkungseffekt entsteht vor allem durch den Größenunterschied zwischen Trommelfell und der Fußplatte des Steigbügels. Hierdurch wird der Druck auf eine kleine Fläche konzentriert.

Den Mechanismus, der hinter dieser Druckverstärkung steckt, können Sie übrigens selbst einmal ausprobieren, aber vorsichtig, es kann etwas schmerzen. Lassen Sie sich einmal von jemandem mit der ganzen Schuhsohle auf den Fuß treten, das ist schon unangenehm. Danach wiederholen Sie das, aber mit einem Stöckelschuh. Sie werden sofort merken, dass das deutlich mehr schmerzt, eben weil der Druck sich auf eine viel kleinere Fläche konzentriert. Im Mittelohr führt genau diese Konzentration zu einer Erhöhung des Schalldrucks um das mehr als 20-Fache.

Eine weitere Verstärkung des Schalls entsteht durch die Hebelwirkung der Gehörknöchelchen. Hierdurch steigt der Schalldruck noch einmal um den Faktor 1,4.

Damit das Trommelfell richtig schwingen und den Schall verstärken kann, muss der Druck im Mittelohr genau gleich hoch sein wie der Luftdruck im äußeren Gehörgang. Ist der Druck im Mittelohr höher, wird das Trommelfell nach außen gedrückt, ist er niedriger, wird es nach innen gezogen.

In beiden Fällen verringert sich die Schwingungsfähigkeit des Trommelfells und das Hören wird schlechter. Da die Luft im Mittelohr von der Schleimhaut ständig resorbiert wird, muss der so entstehende Unterdruck regelmäßig ausgeglichen werden.

Auch hier hat die Natur es so eingerichtet, dass das ganz ohne unser bewusstes Zutun mithilfe der Ohrentrompete passiert, die auch eustachische Röhre genannt wird. Sie verbindet das Mittelohr mit dem Nasenrachen. Bei jedem Schlucken und Sprechen öffnet sich die Ohrentrompete ganz nebenbei für einen kurzen Moment und führt einen Druckausgleich herbei.

Funktioniert das einmal nicht, wird uns erst einmal klar, was die ganze Zeit in unserem Ohr geschieht. Bei schnellen Druckschwankungen der Umgebung, wie sie beim Fliegen oder Tauchen vorkommen, kommt die Ohrentrompete nicht hinterher. Wir spüren ein schmerzhaftes Druckgefühl und hören alles gedämpft. Bei sehr starken Druckschwankungen kann es sogar zu Einblutungen ins Trommelfell oder zum Platzen des Trommelfells kommen.

Gegen solche Druckausgleichsprobleme im Mittelohr kann man mit Kaugummi kauen, Trinken oder dem absichtlichen Pressen von Luft ins Mittelohr bei zugehaltener Nase etwas tun. Auch abschwellendes Nasenspray kann kurzfristig helfen. Sind Probleme mit dem Druckausgleich bekannt, hilft beim Reisen mit dem Flugzeug auch ein luftdichtes Verstöpseln des Gehörgangs. Dann ist dieser von den Schwankungen des Kabinendrucks abgeschirmt, und das Mittelohr muss nicht ständig mit dem Druckausgleich hinterherkommen. Sind keine geeigneten Ohrenstöpsel zur Hand, kann man sich einfach während des Landeanflugs die Ohren zuhalten.

Nach diesem kurzen Zwischenstopp an der Ohrentrompete, geht die Reise mit dem Schall nun also im Innenohr weiter. Die Schwingung des Steigbügels überträgt sich nämlich auf die Flüssigkeit in der Hörschnecke.

Bei der Hörschnecke, auch Cochlea genannt, handelt es sich um einen 3,5 Zentimeter langen, flüssigkeitsgefüllten Schlauch, der wie ein Schneckengehäuse in zweieinhalb Windungen aufgewickelt ist.

In Längsrichtung ist dieser Schlauch noch einmal durch dünne Membranen in drei Gänge unterteilt, zwei äußere, die in der Schneckenspitze miteinander in Verbindung stehen und einen mittleren, in dem die Sinneszellen des Ohres im sogenannten Cortiorgan angesiedelt sind. Diese Sinneszellen bezeichnet man auch als Haarzellen, weil ihre steifen, fingerförmigen Membranausläufer, die sogenannten Stereozilien, kurzen Härchen ähneln. Die Haarzellen sind reihenförmig auf der Basilarmembran angeordnet und stehen mit einer weiteren Membran in Verbindung, die sie wie ein Dach überwölbt und deswegen Tektorialmembran genannt wird (siehe Abbildung Seite 42). Die Tektorialmembran besteht aus einer gelartigen Substanz. Man vermutet, dass sie die Bewegung der Wanderwelle unterstützt.

Bei den Haarzellen unterscheidet man fünf Reihen äußere und eine Reihe innere Haarzellen. Über ihre unterschiedlichen Aufgaben werden wir gleich noch mehr lesen.

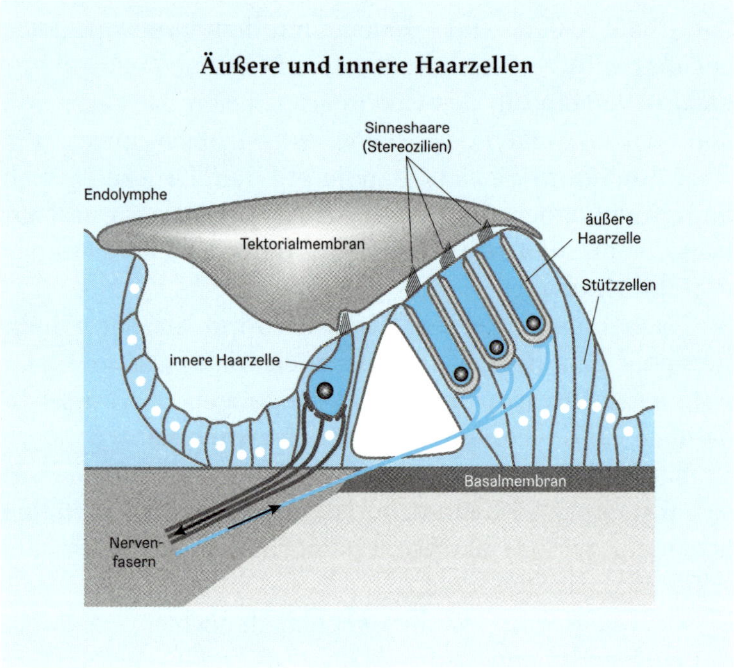


Insgesamt besitzt jeder Mensch rund 3.500 innere und 12.000 äußere Haarzellen. Klingt viel, ist es aber gar nicht, wenn man diese Anzahl mit der Zahl der Sinneszellen im Auge oder in der Nase vergleicht: 120 Millionen Sinneszellen besitzen wir im Auge und 20 bis 30 Millionen in der Nase.

Überträgt sich die Bewegung des Steigbügels auf die Innenohrflüssigkeit, gerät auch die Membran mit den Haarzellen in Schwingung und diese Schwingung setzt sich als Wanderwelle bis in die Spitze der Hörschnecke fort. Wie diese Welle genau aussieht, ist abhängig von der Frequenz der ursprünglichen Schallwelle. Auf ihrem Weg baut sie sich wie eine Welle im Meer langsam auf, bevor sie eine maximale Höhe erreicht und danach in sich zusammenbricht. Je nach Frequenz der ursprünglichen Schallwelle erreicht die Wanderwelle an unterschiedlichen Stellen in der Hörschnecke ihren Höhepunkt – und genau das ist der Clou. Denn nur genau die Sinneszellen, die an diesem Höhepunkt liegen, werden angeregt. Hohe Frequenzen erreichen dieses Maximum bereits am Beginn der Schneckenwindung, tiefe Frequenzen erst in der Nähe der Hörschneckenspitze. Die Frequenzen werden also entlang der Membran wie die Töne auf einem Klavier entsprechend ihrer Frequenz sortiert und je nachdem von welcher Stelle der Hörschnecke der Impuls ausgeht, weiß das Gehirn genau, welcher Ton gemeint ist.

Nun sprachen wir vorhin ja von äußeren und inneren Haarzellen. Sie haben unterschiedliche Aufgaben. Die äußeren Haarzellen regulieren die Stärke der Wanderwelle und können vom Gehirn auch aktiv gesteuert werden. Sie sorgen durch die Bewegung ihrer Stereozilien dafür, dass bei sehr leisen Geräuschen der Schallpegel noch einmal um bis zu 40 dB verstärkt wird. Umgekehrt können sie sehr laute Geräusche etwas ausbremsen, was bei starker Lärmbelastung die inneren Haarzellen vor Schäden schützt. Die äußeren Haarzellen sind also nicht dafür zuständig, die Wellenbewegung der Innenohrflüssigkeit schon in elektrische Impulse im Hörnerv zu wandeln, sondern sie modifizieren die Bewegung der Wanderwelle für die inneren Haarzellen. Bei Schäden der Stereozilien, der äußeren Haarzellen oder der Zelle insgesamt kommt es dann zu einer Schwerhörigkeit, weil der Verstärker fehlt.

Die inneren Haarzellen sind die eigentlichen Sinneszellen im Innenohr. Ihre Stereozilien ragen in die Innenohrflüssigkeit und werden an der Stelle der maximalen Erhebung der Wanderwelle seitlich ausgelenkt. Das kann man sich vorstellen, wie Algen, die sich unter Wasser mit der Strömung zur Seite bewegen. Dadurch öffnen sich in ihrer Zellmembran Ionenkanäle und Botenstoffe werden ausgeschüttet. Diese docken an den Rezeptoren der Nervenzelle an und lösen dort einen elektrischen Impuls aus, der ans Gehirn weitergeleitet wird. Die Schallwelle ist nun endgültig in einen elektrischen Impuls umgewandelt. Nun ist es nicht mehr weit, bis wir das Gitarrenspielen auch wirklich wahrnehmen.

Die inneren Haarzellen sind übrigens ein Wunder an Empfindlichkeit. Schon eine Auslenkung um weniger als ein Millionstel eines Millimeters reicht aus, um einen Impuls im Hörnerv auszulösen. Stellt man sich einen ein Kilometer hohen Wolkenkratzer vor, würde dies einer seitlichen Abweichung der Gebäudespitze von gerade mal zehn Zentimetern entsprechen. Gehen die inneren Haarzellen kaputt, ist man in dem Bereich stark schwerhörig oder taub.

## WAS SIE AUS DIESEM KAPITEL MITNEHMEN KÖNNEN:

1.
Das äußere Ohr fängt die Schallwellen auf und leitet sie an das Mittelohr weiter.

2.
Das Mittelohr verstärkt den Schall.

3.
Im Innenohr wird der Schall nach verschiedenen Frequenzen sortiert und in elektrische Impulse umgewandelt.

3.
Die Haarzellen sind die Sinneszellen des Ohres. Insgesamt besitzt jeder Mensch rund 3.500 innere und 12.000 äußere Haarzellen.

# DIE LETZTE REISEETAPPE: HÖREN IST KOPFSACHE

## Das dreistöckige Gehirn

Die Reise der Schallwelle ist nun zwar mit der Umwandlung in einen elektrischen Impuls im Innenohr beendet. Die Information, die die Schallwelle im Gepäck hatte, nämlich schöne Gitarrenmusik, ist allerdings immer noch nicht in unserem Bewusstsein angekommen. Und wer bis hierher dachte: Wahnsinn, wie das alles funktioniert, der wird nicht weniger staunen, was unser Gehirn nun noch leistet, damit wir endlich bewusst der Musik lauschen können.

Um zu verdeutlichen, was für eine Leistung das ist, versetzen wir uns wieder in das italienische Café. Hier sitzt der Gitarrenspieler mit seinem Instrument, viele Menschen reden und lachen. Teller klappern. Bestecke werden abgelegt. Stühle rücken hin und her. Ein Motorroller fährt knatternd vorbei. Irgendwo bellt ein Hund. Ungezählte Schallwellen prasseln auf uns herein. Und unsere Ohren sammeln alles ein, das Trommelfell schwingt hin und her, der Steigbügel überträgt seine Bewegung auf die Hörschnecke, eine ganze Reihe Haarzellen lenkt aus und feuert Informationen Richtung Gehirn. Dieses muss jetzt alles räumlich zuordnen, inhaltlich bewerten und seine Schlüsse daraus ziehen. Viel Zeit bleibt ihm dafür nicht.

Man kann sich unser Gehirn wie ein Haus vorstellen, das im Laufe der Evolution um einige Stockwerke gewachsen ist.

Das Stammhirn, häufig auch als Reptiliengehirn bezeichnet, ist der älteste Teil unseres Gehirns und bildet dort die untere Etage. Sozusagen das solide Fundament. Es ist für die lebenserhaltenden Prozesse im Körper zuständig: Regulierung der Atmung und des Herz-Kreislaufs, Steuerung der Körpertemperatur und des Schlaf-wach-Rhythmus. Prozesse im Stammhirn finden weitgehend automatisch und reflexartig statt. Sie sichern unser Überleben.

Auf dieses Geschoss wurde im Laufe der menschlichen Entwicklung die zweite Etage gebaut, das Zwischenhirn. Es wird auch als Säugetiergehirn bezeichnet. Zuständig ist es unter anderem für unsere Gefühle, unser Verhalten und unseren Umgang mit Stress. Es verarbeitet die Sinneseindrücke und spielt eine wichtige Rolle bei Lernprozessen. Die verschiedenen Bereiche des Zwischenhirns sind untereinander und mit allen anderen Teilen des Gehirns eng vernetzt. Die Prozesse im Zwischenhirn sind teilweise reflektorisch und teilweise erlernt. Sie laufen überwiegend unterbewusst ab und verbrauchen relativ wenig Energie.

Das Großhirn schließlich ist der jüngste Teil unseres Gehirns. Sozusagen das Obergeschoss. Sein enormes Wachstum hat zur Entwicklung des Menschen geführt. Es ermöglicht uns bewusstes Denken und Planen, Selbstreflexion sowie kreative Tätigkeiten und sprachliche Kommunikation. Das Großhirn verbraucht dafür sehr viel Energie und zumindest im Vergleich zu den anderen Hirnteilen braucht es für seine Aufgaben auch relativ viel Zeit. Das Großhirn ist paarig angelegt. Während die rechte Hirnhälfte eher für intuitive Kreativität und bildhaftes Denken zuständig ist, liegt der Schwerpunkt der linken Hirnhälfte auf abstraktem Denken und sprachlichen Fähigkeiten.

Um möglichst viel Energie zu sparen und schnell handeln zu können, hat das Gehirn eine sinnvolle Arbeitsteilung entwickelt: Routinetätigkeiten und gewohnte Verhaltensweisen laufen unterbewusst auf der Ebene des Stammhirns und des Zwischenhirns ab. Das Großhirn, das deutlich mehr Energie braucht, schalten wir nur in ungewohnten oder brenzligen Situationen ein, nämlich dann wenn eine Lösung gefunden werden muss.

Am Beispiel Autofahren kann man sich das ganz anschaulich klarmachen: Auf dem normalen Arbeitsweg, bei dem alle Abbiegungen und Ampeln bekannt sind, fährt man überwiegend automatisch, ohne groß über den Weg nachzudenken. Das Zwischenhirn ist voll in seinem Element. Ist man aber durch eine Baustelle oder einen Unfall zu einem Umweg gezwungen, kommt das Großhirn ins Spiel. Man muss sich Gedanken machen, welchen Weg man einschlägt, um ans Ziel zu kommen.

## Unterwegs auf der Hörbahn

Aber was machen die drei Stockwerke nun mit den Impulsen, die aus den Haarzellen ankommen? Man könnte sagen: Im untersten Geschoss bearbeitet ein Vorarbeiter die Impulse, dann folgt im Zwischenhirn ein Türsteher und ganz oben im Großhirn bearbeitet sie ein Dirigent.

Der Hörnerv leitet die elektrischen Impulse zunächst zu den sogenannten Schneckenkernen im Bereich des Stammhirns weiter, wo eine erste Analyse von Tönen und Geräuschen stattfindet.

## Die Hörbahn im Gehirn

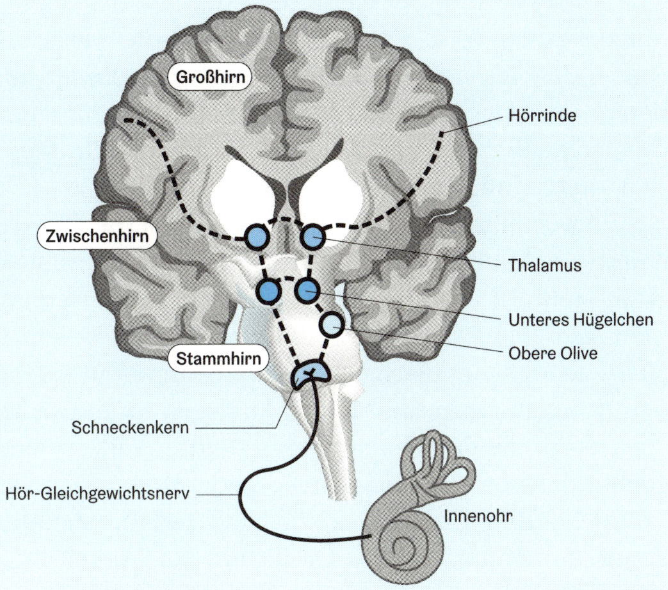


Von dort aus gelangen die Signale in den Bereich der sogenannten oberen Olive, wo die Daten aus beiden Ohren erstmals miteinander verglichen werden. Aus dem zeitlichen Abstand und der unterschiedlichen Intensität der Signale, die vom linken und vom rechten Ohr eintreffen, wird errechnet, wo sich die Schallquellen befinden und so die Voraussetzung für einen räumlichen Höreindruck geschaffen. Über die seitliche Schleifenbahn geht es dann weiter zum unteren Hügelchen, wo unter anderem ein Abgleich mit den Informationen des Seh- und Gleichgewichtssystems stattfindet.

Der Vorarbeiter im Stammhirn sorgt dafür, dass Töne und Geräusche unter anderem nach Frequenzen, Dauer und Lautheit unterschieden werden. Außerdem werden bereits

Rhythmen, Harmonien und Phoneme, die kleinsten Lauteinheiten unserer Sprache, erkannt. Auf diese Weise findet eine Vorsortierung der Geräusche statt. Ist das alles erfolgreich geschehen, so wird die Arbeit an die Zwischenhirnebene, den Türsteher, weitergegeben. Hier findet nun die Bewertung der Hörinhalte statt. Zuständig dafür sind ganz unterschiedliche Strukturen im Zwischenhirn, und es lohnt sich, diese einmal genauer anzuschauen.

Eine von ihnen ist der Thalamus. Er ist das Tor zum Bewusstsein. Hier treffen alle Sinneseindrücke ein, bevor sie zum Großhirn weitergeleitet werden. Seine Funktion kann man sich eben wie die eines Türstehers vorstellen: Potenziell wichtige Geräusche und andere Sinneseindrücke werden durchgelassen, unwichtige dagegen unterdrückt. Welche Geräusche der Thalamus für wichtig hält, ist teilweise genetisch festgelegt und teilweise erlernt.

So werden Geräusche, die eine Gefahr signalisieren, bevorzugt durchgelassen. Da dies in der Vorzeit des Menschen vor allem bedrohliche Naturgeräusche waren, erschrecken wir auch heute noch beim Brüllen eines wilden Tieres, dem Zischen einer Schlange oder dem dumpfen Grollen eines Donners. Durch die Zivilisation sind aber weitere Alarmgeräusche dazugekommen, etwa das Martinshorn eines Krankenwagens oder eine Sirene. Auch Geräusche mit einem Signalcharakter werden vom Thalamus hervorgehoben: lautes Rufen, Telefonklingeln, das Piepsen der Waschmaschine oder das Pfeifen des Schiedsrichters bei einem Fußballspiel.

Im Laufe des Lebens lernt der Thalamus dann auch Geräusche durchzulassen, die einen ganz persönlich betreffen. Der Klang des eigenen Namens zum Beispiel. Oder die Stimme des eigenen Kindes. Eine Mutter auf einem Spielplatz, umgeben von kreischenden Kindern, vertieft in ihre Zeitschrift, wird zwar von dem Lärm um sie herum kaum abgelenkt, schreckt aber sofort hoch, wenn sie ihr eigenes Kind weinen hört. Denn der Thalamus der Mutter hat gelernt, die Stimme des eigenen Kindes als wichtig einzustufen und folgerichtig aus den Umgebungsgeräuschen herauszufiltern.

Dasselbe passiert mit sprachlichen Äußerungen. Sprache transportiert wichtige Informationen und ist unser bevorzugtes Kommunikationsmittel. Sie prägt die menschliche Lebensweise und Kultur und bestimmt unser soziales Leben. Erkennt der Thalamus also Sprachmuster in der Fülle der akustischen Informationen, wird er diese ebenfalls herausfiltern und versuchen, störende Hintergrundgeräusche weitgehend auszublenden. Nur dadurch ist es uns möglich, uns in lauter Umgebung zu unterhalten.

Das Ausblenden unwichtiger Geräusche ist für den Thalamus also mindestens eine so relevante Aufgabe wie das Durchlassen wichtiger Informationen. Zu solchen unwichtigen Geräuschen, die wir im Alltag normalerweise gar nicht wahrnehmen, gehören Naturgeräusche wie Wasserplätschern, Wellenrauschen oder Blätterrascheln, aber auch moderne Hintergrundgeräusche wie das Brummen des Kühlschranks, das Säuseln des PC-Lüfters oder der Autoverkehr vor dem Haus. Dank Thalamus bleiben sie unter unserer Wahrnehmungsschwelle und entlasten unser Großhirn.

Dann gibt es noch die Amygdala, auch Mandelkern genannt. Sie ist Teil des limbischen Systems, das für unsere Gefühle zuständig ist. Sie entscheidet, ob wir Töne als angenehm oder unangenehm, beruhigend oder bedrohlich wahrnehmen. Ob wir lieber Mozart oder Hardrock hören und ob wir uns von einer melancholischen Filmmusik zu Tränen rühren lassen. Die Amygdala stimmt sich bei ihrer Arbeit eng mit dem Hippocampus ab, der bei Lernprozessen und dem Abrufen von Gedächtnisinhalten eine wichtige Rolle spielt. An dieser Verbindung liegt es, dass wir uns bei einem länger nicht gehörten Musikstück plötzlich in eine längst vergessene Situation zurückversetzt fühlen oder dass uns gleichmäßiges Wellenrauschen in eine entspannte Urlaubsstimmung versetzt. Aber auch kulturelle Prägungen werden dadurch möglich. Nicht jeder etwa kann sich bei Countrymusik oder indischen Sitarklängen entspannen, wenn er sie nicht von Kindheit an gehört hat und Amygdala wie Hippocampus sich daran gewöhnen konnten.

Eine weitere enge Verbindung der Amygdala besteht zum präfrontalen Kortex im Großhirn, zu dem wir gleich noch kommen. An dieser Stelle nur so viel schon einmal vorneweg: Der präfrontale Kortex spielt eine wichtige Rolle bei allen emotionalen Vorgängen und der unterbewussten Steuerung unseres Verhaltens.

Neben dieser emotionalen Bewertung von Geräuschen hat die Amygdala eine weitere wichtige Aufgabe. Sie ist nämlich die Schnittstelle der Hörverarbeitung zu unserem Stresssystem. Bei Geräuschen, die eine potenzielle Gefahr signalisieren, löst sie eine Stressreaktion im Körper aus. Sie versetzt uns also in einen Zustand, in dem wir möglichst schnell und gezielt reagieren können.

Die vom Thalamus gefilterten und von der Amygdala emotional bewerteten akustischen Signale werden schließlich weiter zum auditorischen Kortex im Temporallappen des Großhirns geleitet. Man kann sagen, nun ist die Hörinformation endlich an ihrem Ziel. Hier nehmen wir das Nervensignal nämlich bewusst als Geräusch, Sprache oder Musik wahr und verknüpfen es mit anderen Bewusstseins- und Gedächtnisinhalten. Jetzt kommt also der Dirigent ins Spiel, denn die Hörrinde, auch auditorischer Kortex genannt, ist mit vielen anderen Hirnarealen eng verknüpft. Dazu gehören vor allem die Areale für die Stimmbildung, das Sprachzentrum und die Bereiche, die für die Verarbeitung von Musik zuständig sind. Erst diese enge Zusammenarbeit ermöglicht es uns, sprachlich zu kommunizieren, abstrakt zu denken und Melodien zu genießen.

Lassen Sie uns mal das Gitarrenmusik-Beispiel zu Ende führen. Uns werden die Gitarrenklänge also bewusst und unser Großhirn veranlasst uns nun dazu, unserem Nachbarn zu sagen, dass uns das Lied gefällt, es lässt uns rhythmisch mit den Füßen wippen und es weist uns an zu klatschen, wenn der Song beendet ist oder einfach die Augen zu schließen, um genüsslich zu lauschen.

Was das Großhirn außerdem kann, ist, den Thalamus zu beauftragen, genauer hinzuhören, ihn also durch exaktes Hinhören für bestimmte Geräusche durchlässiger zu machen. Umgekehrt geht das allerdings nicht. Bewusstes Weghören ist von der Evolution nicht vorgesehen. Wir werden noch sehen, warum das zu einem großen Problem werden kann.

## Hören muss gelernt sein

Während das Ohr schon weit vor der Geburt fertig angelegt und voll funktionsfähig ist, muss die Hörverarbeitung sich in den ersten Lebensjahren noch ausbilden. In Abhängigkeit von akustischen Reizen, insbesondere von Sprache und Musik, bilden sich dabei nach und nach die neuronalen Verbindungen im Gehirn, die für Richtungshören, Sprachverarbeitung und musikalische Fähigkeiten verantwortlich sind.

Einfache Flucht- und Zuwendungsreaktionen auf Geräusche können bei Neugeborenen dagegen schon kurz nach der Geburt ausgelöst werden, da diese für das Überleben notwendig sind. So reagiert der Säugling auf plötzliche laute Geräusche mit einem ruckartigen Ausstrecken und anschließenden Anwinkeln von Armen und Beinen.

Mediziner sprechen dabei vom Moro-Reflex. Früher wurde damit auch die Hörfähigkeit von Neugeborenen getestet. Der Kinderarzt klatschte laut in die Hände und beobachtete, ob sich der Moro-Reflex auslösen ließ. Heute lässt sich die Innenohrfunktion wesentlich eleganter mit technischen Geräten messen.

Bereits im Mutterleib werden Babys durch die Stimme ihrer Mutter geprägt und wenden sich ihr deshalb direkt nach der Geburt zu. Mit Schreien oder Weinen machen sie sich bemerkbar, wenn sie Hunger oder andere Bedürfnisse haben. Nach zwei bis drei Monaten geben Babys erste differenziertere Laute von sich und versuchen bereits, Schallquellen zu lokalisieren. Mit sechs Monaten ahmen sie Laute nach und reagieren auf ihren Namen. Sie beginnen zu brabbeln und zu plappern und wenn sie ihre eigene Stimme entdecken, wiederholen sie Laute wie »Ma-ma« oder »Pa-pa«. Damit festigen Babys auch die für ihr Überleben so wichtigen sozialen Kontakte und sichern sich die Zuwendung ihrer Umgebung.

Da die Natur für die einzelnen Schritte der Hör- und Sprachentwicklung immer nur bestimmte Zeitfenster vorgesehen hat und die einzelnen Lernschritte aufeinander aufbauen, wirkt sich ein Fehlen akustischer Reize in bestimmten Phasen teilweise fatal auf die Hör- und Sprachentwicklung des Kindes aus. Eine unentdeckte Schwerhörigkeit, aber auch der Versuch, Neugeborene vor Geräuschen aller Art zu schützen, behindern diesen wichtigen Lernprozess.

| Entwicklungsschritte der Hör- und Sprachentwicklung | | |
|---|---|---|
| **Alter** | **Hörentwicklung** | **Sprachentwicklung** |
| *Neugeborenes* | *Unterscheidet die Stimme der Mutter von anderen Stimmen* | *Schreit bei Unwohlsein* |
| *3. Lebensmonat* | *Kind sucht mit den Augen nach der Schallquelle* | *Gibt erste aktive Laute von sich* |
| *6. Lebensmonat* | *Reagiert auf seinen Namen* | *Ahmt Laute nach und reproduziert eigene Laute (»Lalala«)* |
| *9. Lebensmonat* | *Räumliches Hören*<br>*Versteht erste Worte* | *Kombiniert verschiedene Silben (»Mili«)* |
| *12. Lebensmonat* | *Lauscht Gesprächen*<br>*Versteht Aufforderungen* | *Klangfarbe der Muttersprache wird übernommen*<br>*Spricht erste Worte (»Mama«)* |

## Komm, lass uns reden

Für die Entwicklung der Menschheit und das Zusammenleben in Gemeinschaften ist vor allem die sprachliche Kommunikation von herausragender Bedeutung. Deshalb hat der Mensch im Laufe der Evolution gelernt, die vom Kehlkopf und Rachenraum geformten Phoneme, wie man die kleinsten Lauteinheiten der Sprache nennt, von anderen Schallereignissen zu unterscheiden und daraus sinnhafte Worte und Sätze zu bilden. »Ma« oder »Pa« sind solche Phoneme, deren akustisches Muster schon kleine Kinder erkennen und sie so lange nachahmen, bis durch eine Aneinanderreihung solcher Laute die ersten Worte »Mama« und »Papa« dabei herauskommen. Durch die ständige motorische Wiederholung und die Verknüpfung der Klangbilder mit Bedeutungen lernt das Kind nach und nach zu sprechen und zu verstehen.

Die Fähigkeit zur sprachlichen Kommunikation ist also keineswegs angeboren, sondern muss über viele Jahre, in denen sich immer neue neuronale Netzwerke im Gehirn bilden, gelernt werden. Dieser Lernprozess ist entscheidend davon abhängig, in welchem sprachlichen Umfeld ein Kind aufwächst und wie gut es hört. Die Natur hat für jeden Entwicklungsschritt einen festen Zeitplan vorgesehen, in dem sich die Hörverarbeitung parallel zum Spracherwerb und anderen kognitiven und sozialen Fähigkeiten entwickelt. Bei diesen Vorgängen spielt von Anfang an nicht nur der Inhalt der Sprache und die Bedeutung der Worte eine Rolle, sondern auch ihr Klang. Der Ton macht die Musik. Das gilt auch und gerade für das gesprochene Wort.

Aus wissenschaftlichen Untersuchungen weiß man, dass dieser Klang vom Zuhörer unabhängig von dessen Inhalt wahrgenommen und ausgewertet wird. Auf diese Weise können wir aus der Stimme des Gegenübers auf dessen Stimmung und sogar auf dessen Persönlichkeitsmerkmale schließen. Leise und piepsige Stimmen signalisieren Unsicherheit, tiefe sonore Stimmen Selbstsicherheit und Machtbewusstsein. Die englische Premierministerin Margaret Thatcher trainierte sich in ihrer Laufbahn bewusst eine um eine halbe Oktave tiefere Stimme an, um politisch ernst genommen zu werden.

**Ohren auf bei der Partnerwahl**

*Die Stimmlage spielt vor allem auch bei der Partnerwahl eine große Rolle. Forscher konnten zeigen, dass Frauen kraftvolle und tiefe Männerstimmen bevorzugen, da sie körperliche Stärke und Selbstbewusstsein suggerieren und ihnen aus evolutionärer Sicht Schutz und Sicherheit versprechen. Männer springen dagegen eher auf höhere Tonlagen und Schwankungen im Tonhöhenverlauf an, da sie sexuelle Bereitschaft anzeigen. Auch verhauchte Stimmanteile werden von ihnen als attraktiv bewertet. Dass sich aus der Stimme sogar Alter, Gewicht und Körperproportionen herauslesen lassen, wies der Evolutionspsychologe Gordon G. Gallup mit seinem Team 2004 in einer Studie nach.*

*Welche Stimmen im Einzelfall anziehend wirken, ist aber nicht nur evolutionär, sondern auch kulturell bedingt. Diese kulturelle Prägung lässt sich beispielsweise an den unterschiedlichen Stimmlagen in verschiedenen europäischen Regionen ablesen.*

## Musik liegt in der Luft

Zum Schluss dieses Kapitels wollen wir noch das Thema Musik aufgreifen, einfach weil sie einen so großen Teil unseres Alltags ausmacht und unser Hören prägt. Bei Musik kommt es auf das Erkennen von Rhythmen, Melodien und Klangfarben an. Die musikalischen Grundregeln, die wiederum auf physikalischen Gesetzmäßigkeiten der Schallwellen beruhen, scheinen dabei dem Gehirn fest eingeschrieben zu sein. Schon auf Stammhirnebene werden Töne und Geräusche nach ihrer Frequenz, ihrer Dauer und ihrer Lautstärke sortiert. Rhythmische Sequenzen und Melodien werden dort erkannt.

Musik hat darüber hinaus immer auch etwas mit Bewegung zu tun. Ob beim Singen, Tanzen oder Musizieren – motorische Aktivität gehört immer dazu. Das zeigt auch die enge Verbindung der Hörverarbeitung zum Kleinhirn, das unter anderem für unsere motorische Feinregulation zuständig ist. Der passive Musikgenuss über Kopfhörer, wie wir ihn heute dank MP3-Dateien und Streamingdiensten genießen können, war evolutionär so nicht vorgesehen. Eigentlich müssten wir dabei viel mehr in Bewegung sein. Dass von der Verknüpfung zwischen Musikverarbeitung und motorischen Bereichen im Gehirn auch beim modernen Menschen noch etwas übrig geblieben ist, kann man daran beobachten, dass wir beim Musikhören häufig mit den Füßen wippen, leise summen oder mit den Händen tippen.

Musik kann über die enge Verbindung der Amygdala zum Stresssystem sowohl anregend als auch beruhigend wirken. Berühmt geworden ist eine Studie von Adrian North und Liam MacKenzie von der University of Leicester. Die beiden Forscher wiesen 2001 nach, dass Kühe drei Prozent mehr Milch gaben, wenn sie zwölf Stunden lang täglich ruhige Musik von Mozart vorgespielt bekamen. Schnelle Rockmusik führte dagegen zu einem Rückgang der Milchproduktion. Sie interpretierten den Effekt als Folge des mehr oder weniger ausgeprägten Stresslevels der Kühe. Entspannung macht die Kühe produktiver.

## WAS SIE AUS DIESEM KAPITEL MITNEHMEN KÖNNEN:

1.
Im Stammhirn findet eine Vorsortierung von Tönen und Geräuschen sowie die räumliche Lokalisation der Schallquellen statt.

2.
Im Zwischenhirn werden unwichtige Geräusche unterdrückt und wichtige verstärkt. Außerdem erfolgt eine emotionale Bewertung.

3.
Im Großhirn werden Geräusche, Sprache und Musik weiterverarbeitet und bewusst wahrgenommen.

4.
Die zentrale Hörverarbeitung entwickelt sich in Abhängigkeit von der akustischen Umgebung in den ersten Lebensjahren.

5.
Parallel dazu findet die Sprachentwicklung statt.

# EINE REISE IN DIE VERGANGENHEIT: WIE SICH DAS GEHÖR ENTWICKELTE

## Evolution der Haarzellen

Im Gegensatz zum Riechen, Tasten und Sehen hat sich das Hören, wie wir es kennen, erst relativ spät während der Evolution entwickelt. Vor rund 280 Millionen Jahren in der Perm-Zeit lernten unabhängig voneinander Säugetiere, Reptilien und Vögel, Schall wahrzunehmen und ihn zur Orientierung und zur Kommunikation zu nutzen. Die Organe und Sinneszellen, die sie dafür benötigten, waren allerdings bereits vorher angelegt. Nur nutzten die meisten Lebewesen sie bis zu diesem Zeitpunkt nicht zum Hören, sondern für andere Zwecke, die unter Wasser nützlicher waren.

Vor allem die Haarzellen im Innenohr zählen dazu. So finden sich erste Vorläufer der Haarzellen schon vor über 500 Millionen Jahren bei Quallen und ähnlichen Weichtieren, die in großer Zahl die Urmeere bevölkerten. Die Tierchen bestanden zwar zu 99 Prozent aus Wasser, besaßen aber schon kleine flüssigkeitsgefüllte Blasen in ihrer Außenhaut, in die die Stereozilien der Haarzellen hineinragten und in denen ein kleines Kalksteinchen eingeschlossen war. Bei jeder Bewegung des Tiers wurde das Steinchen von der Schwerkraft nach unten gezogen. Dabei lenkte es die Stereozilien in eine bestimmte Richtung aus. Damit wusste die Qualle, wo oben und unten ist und konnte sich orientieren. Noch heute enthalten bestimmte Teile unseres Gleichgewichtsorgans solche sogenannten Otolithen, um die Schwerkraft zu registrieren.

Das Bauprinzip der Haarzellen kennt man auch von den Seitenlinienorganen der Fische. In diesen seitlich am Kopf und Körper der Fische verlaufenden Kanälen ragen Stereozilien frei ins umgebende Wasser und registrieren dort die Druckwellen. Damit können Fische nicht nur die Strömungen und Bewegungen anderer Fische wahrnehmen, sondern sie können auch die Entfernung, die Form und die Größe von Hindernissen erkennen und ihnen ausweichen. Und wer sich schon mal gefragt hat, wie es Fische schaffen, so gleichförmig und synchron im Schwarm zu schwimmen, der findet die Antwort auch in den Seitenlinienorganen, die ihnen diesen gemeinschaftlichen Schwimmstil ermöglichen. Hören können die Fische mit diesen Sinneszellen allerdings nicht, da ihre Empfindlichkeit für Schallwellen nicht hoch genug ist.

## Wer nicht hören konnte, hatte verloren

Erst als die ersten Amphibien das Wasser verließen, begann die eigentliche Geschichte des Hörens. Gutes Hören bedeutete an Land nämlich einen großen Selektionsvorteil. Es erleichtert die räumliche Orientierung, warnt vor Fressfeinden und bietet Vorteile bei der Partnersuche. Auch die Kommunikation untereinander mittels Lauten basiert auf der Fähigkeit, Schallwellen wahrzunehmen. Für die Entwicklung der Ohren musste die Natur aber nichts grundsätzlich Neues erfinden, denn sie funktionierte vorhandene und an Land nutzlos gewordene Organe einfach um. So entwickelten sich aus dem Spritzloch, das einige Fisch- und Amphibienarten zur Aufnahme von Sauerstoff ausgebildet hatten, die Ohrtrompete und das Trommelfell. Und aus einem zweiten, nutzlos gewordenen Kiefergelenk wurden durch allmähliche Verkleinerung und Wanderung in den Schädelknochen die immer noch gelenkig miteinander verbundenen Gehörknöchelchen im Mittelohr.

Parallel dazu entwickelte sich aus den ersten primitiven Haarzellorganen das Innenohr. Es besteht aus dem Gleichgewichts- und dem Hörorgan. In beiden Organen registrieren Haarzellen die mechanischen Bewegungen der Innenohrflüssigkeit, nur dass die Signale vom Gleichgewichtsorgan als Bewegung und die vom Hörorgan als Töne und Geräusche wahrgenommen werden. Das gleiche Bauprinzip bildet also die Basis für zwei vollkommen verschiedene Sinnesorgane. Die charakteristische Form der Hörschnecke geht übrigens auf den Platzmangel im Schädelknochen zurück. Denn um möglichst viele Frequenzen verarbeiten zu können, braucht das Innenohr eine gewisse Länge. Da man es flach ausgebreitet aber gar nicht so leicht im menschlichen Kopf unterbringen könnte, rollte sich das Innenohr eben platzsparend auf.

Spannend ist auch, sich an dieser Stelle die Entwicklung des äußeren Ohres anzuschauen. Form und Größe der Ohren haben sich im Laufe der Evolution den jeweiligen Anforderungen und der Umgebung angepasst. Während die meisten Tiere auch heute noch ihre Ohrmuscheln bewegen können, um ihr Richtungshören zu verbessern, ist diese Fähigkeit dem Menschen durch das enorme Wachstum des Schädels abhandengekommen. Nur die wenigsten von uns können daher auch heute noch »mit den Ohren wackeln«.

Die allmähliche Verbesserung des Hörens hatte auch weitreichende Konsequenzen für das Gehirn. Denn parallel zur immer besseren und feineren Registrierung von Schallwellen mussten diese vielen auditiven Informationen auch vom Gehirn ausgewertet und verarbeitet werden. Darauf war das Gehirn erst einmal gar nicht vorbereitet. Plötzlich sollte es akustische Zeichen erkennen und Verknüpfungen herstellen. Dazu brauchte es – ähnlich wie die sich ständig verbessernden Computer heute – eine steigende Rechenkapazität. Das Gehirn fing also an zu wachsen. Erst langsam, aber dann mit zunehmender Fähigkeit zur sprachlichen Artikulation und zum abstrakten Denken immer schneller. Neben der motorischen Entwicklung der Hand als zentrales Greiforgan war die auf dem Hörsinn basierende Sprachentwicklung also sicher der wichtigste Faktor für die Entstehung des modernen Menschen und seine erfolgreiche Verbreitung über den gesamten Planeten.

## Am Anfang war das Wort

Von anfänglicher Lautmalerei bis hin zu den grammatikalisch strukturierten Sprachen von heute war es allerdings ein weiter Weg. Voraussetzung für das moderne Sprechen war neben der Entwicklung des Hörvermögens auch die Absenkung des Kehlkopfes und die Veränderung von Gaumen und Kiefer. Die Kommunikation untereinander stellte für die Menschen einen beträchtlichen Vorteil bei der Bildung von Gemeinschaften dar und sicherte das Überleben. Sie trieb die Entwicklung des Menschen zu einem sozialen Wesen immens voran. Sich zu verstehen verbindet eben. In fast allen Sprachen spiegelt sich auch heute noch die Bedeutung des Hörens für die hierarchisch geordneten menschlichen Beziehungen in Begriffen wie »Gehorsam«, »Hörigkeit« oder »erhört werden« wider.

Vor Erfindung der Schrift und des Buchdrucks war die Weitergabe kultureller Fähigkeiten und Traditionen nur mündlich möglich. Die besonders enge Beziehung der Hörverarbeitung zu den Bereichen im Gehirn, die für das Gedächtnis zuständig sind, ist damit gut nachvollziehbar. Wer sich Gehörtes gut merken konnte, war und ist vermutlich noch heute – trotz Notizzettel und entsprechender Apps – im Vorteil. Das erklärt auch, warum ein Musikstück oder eine Stimme, die wir irgendwann einmal im Leben mit einem besonderen Ereignis verknüpft und abgespeichert haben, uns noch Jahre oder Jahrzehnte später, wenn wir sie wieder hören, an diese Situation erinnert. Patienten, die an einer fortgeschrittenen Demenz leiden, können ganze Liedertexte auswendig mitsingen, wenn sie die entsprechende Melodie hören. Auch im Begriff »Hörsaal« findet sich noch die ursprünglich wichtigste Form des Wissenstransfers über die gesprochene Sprache.

Lange Zeit wehrte sich die Kirche gegen die gedruckte und für jeden zugängliche Bibel und predigte das »Wort Gottes« lieber von der Kanzel herab. Denn die Weisheit Gottes erreicht uns über die Ohren: »Am Anfang war das Wort«, für das wir »die Ohren öffnen« sollen.

Auch Musik ist eine Form der akustischen Kommunikation und eine Errungenschaft des Menschen, die über das rationale Potenzial der Sprache hinausgeht. Schlag-, Saiten- und Blasinstrumente sind schon in der frühen Menschheitsgeschichte verbürgt und dienten von Anfang an sowohl religiösen Zwecken als auch weltlichen Ritualen. Über Musik und Klänge definieren sich Gemeinschaften. Man denke nur an landestypische Eigenheiten vieler Musikrichtungen, an die Nationalhymnen, an Sprechchöre der Fußballfans im Stadion oder an die durch musikalische Stile geprägten Subkulturen wie Jazz, Rock, Rap oder Techno.

## WAS SIE AUS DIESEM KAPITEL MITNEHMEN KÖNNEN:

1.
Das Hören hat sich beim Übergang des Lebens vom Wasser auf das Land entwickelt.

2.
Die einzelnen Bestandteile des Ohres entwickelten sich aus Vorläuferorganen der Unterwasserlebewesen.

3.
Die Entwicklung des Hörens verschaffte evolutionäre Vorteile durch eine bessere räumliche Orientierung und die Kommunikation der Tiere untereinander. Sie förderte aufgrund der hohen Anforderungen an die Hörverarbeitung die Gehirnentwicklung.

# 2

# ZU VIEL UM DIE OHREN

# WENN DIE ALARMGLOCKEN LÄUTEN: WAS IST STRESS UND WARUM MACHT ER KRANK?

## Ein kurzer Überblick zur Stressforschung

Ich habe Stress – ein Satz, der in nur drei Worten das Lebensgefühl vieler Menschen im 21. Jahrhundert widerspiegelt. Es gibt wohl kaum jemanden, der zwischen ständiger Erreichbarkeit, Termindruck, dem Überangebot an Aktivitäten und dem Druck der sozialen Medien nicht irgendwann das Gefühl hat: Jetzt wird es zu viel!

Dabei muss man sagen, Stress definiert jeder anders. Was den einen in Unruhe versetzt, lässt den anderen ziemlich cool. Die einen merken erst im Nachhinein, wie anstrengend eine Zeit war, andere werden schon nervös, wenn sie nur an einen vollen Tag, der vor ihnen liegt, denken.

Sicher, es gibt einige Stressfaktoren wie etwa Krankheit, Arbeitsplatzverlust oder Geldsorgen, bei denen klar ist, das führt zur Anspannung. Aber darüber hinaus ist Stress etwas sehr Individuelles. Für Familien etwas anderes als für Singles, für ältere anders als für junge Menschen.

Ursprünglich wurde Stress von Forschern Anfang des 19. Jahrhunderts vor allem als Reaktion des Körpers auf eine Gefahr betrachtet. Stress war, wenn Feinde kamen oder ein Angriff drohte. Heute sind Stammesfehden oder bedrohliche Tiere keine alltägliche Gefahr mehr für uns. Stress hat in der modernen Welt viel häufiger etwas mit Arbeitsdruck, Konflikten und psychischen Überlastungen zu tun. Die Mechanismen, wie der Körper auf Stress reagiert, sind aber dieselben geblieben, ob es nun heißt, schnell wegrennen zu müssen oder eine Abgabefrist einzuhalten.

»All'arme« (»zu den Waffen«), riefen im Mittelalter die Stadtwächter in Italien, wenn Gefahr drohte und weckten damit lautstark die Soldaten, damit diese die Stadt verteidigen konnten. Im deutschen Sprachgebrauch hat sich daraus das Wort »Alarm« entwickelt. Was unmissverständlich dafür steht, in Bereitschaft zu sein. In einen solchen Alarm wird auch unser Körper versetzt, wenn Stress droht.

Erstmals beschrieb der amerikanische Physiologe Walter B. Cannon 1915 diese körperliche Alarmreaktion, die er bei Soldaten im Ersten Weltkrieg beobachtet hatte. Er führte dafür den Begriff der »Fight-or-Flight«-Reaktion (Kampf oder Flucht) ein. Er erkannte auch damals schon die Bedeutung von Adrenalin als wichtiges Stresshormon.

Hans Selye, sicher der bekannteste Stressforscher, untersuchte in den 1930er-Jahren Ratten, die er verschiedenen körperlichen Belastungen aussetzte. Danach beobachtete er bei ihnen Geschwüre im Bereich der Magenschleimhaut, Einblutungen in die Lymphknoten und eine Vergrößerung der Nebennierenrinde. Sein ganzes Berufsleben widmete er der Erforschung des von ihm erstmals als »Stress« bezeichneten Phänomens, das er 1971 als unspezifische Reaktion des Körpers auf jegliche Form der Beanspruchung definierte.

Jeffrey Alan Gray ergänzte 1988 das Verhaltensrepertoire bei Stress um die Reaktionen »Fright« (Angst) und »Freeze« (Erstarren). Er hatte bei Säugetieren beobachtet, dass sie sich tot stellen, wenn sie merken, dass weder der

Kampf noch die Flucht sie retten wird. Dieses Verhalten kann man auch bei manchen Insekten, Spinnen und Vögeln beobachten.

Magda Arnold und später Richard Lazarus wiesen schon in den 1960er-Jahren auf die Bedeutung der Bewertung eines Stressfaktors, kurz Stressors, für die Stressreaktion hin. Martin C. Moore-Ede ergänzte 1986, dass nicht nur der Stressor selbst, sondern bereits die Angst vor dem Stressor zu Stressreaktionen führen kann.

Heute bezeichnet man als Stress allgemein die Reaktion des Körpers auf einen als Bedrohung empfundenen Reiz. Dazu zählen in großer Menge auch akustische Reize, denn das Hören ist unser wichtigstes Sinnesorgan, um uns vor Gefahren zu warnen, sei es nachts, wenn wir nichts sehen oder im Straßenverkehr, wenn sich von hinten ein Lkw nähert. Unser Gehör ist eben der Wächter, der niemals schläft. Rund um die Uhr nehmen die Ohren Schallwellen aus allen Richtungen auf. Die Hörverarbeitung scannt ununterbrochen den riesigen Datenstrom akustischer Informationen auf bedrohliche Muster hin. Hat sie auch nur den geringsten Verdacht auf eine potenzielle Gefahr, verhält sie sich wie die mittelalterlichen Stadtwächter: Sie gibt Alarm!

## Alarm, Alarm, Alarm!

Der Thalamus und die Amygdala im Zwischenhirn sind die beiden bedeutendsten Instanzen, wenn es um die Bewertung von akustischen Informationen geht. Sie schätzen die Wichtigkeit und potenzielle Brisanz jedes Geräusches ein. Kommen sie zu dem Schluss, dass es sich tatsächlich um ein relevantes Geräusch handelt, wird das Geräusch mit hoher Priorität bewertet und an die Hörrinde im Großhirn weitergeleitet. Erscheint es eher unwichtig, wird es herausgefiltert.

Ein Geräusch, das eine Gefahr für Leib und Leben signalisiert, wird selbstverständlich zum Dirigenten in der Chefetage des Großhirns weitergeleitet. Dort werden dann bewusste Handlungsentscheidungen getroffen, um der drohenden Gefahr zu entgehen oder ihr etwas zu entgegnen. Müsste sich das Großhirn jedoch jedes Mal bei drohender Gefahr neu überlegen, was zu tun ist, müsste jedes Geräusch erst bewusst wahrgenommen und dann Anweisungen erteilt werden, bevor eine Reaktion folgt, wäre die Menschheit längst ausgestorben. Für echte Notfälle ist dieser Weg viel zu langsam.

Und genau hier kommt die Stressreaktion ins Spiel. Sie läuft unterbewusst und sehr schnell ab und versetzt den Körper unmittelbar in die Lage, gefährliche Situationen effektiv zu bewältigen. Verantwortlich für die Stressreaktion sind vor allem drei Systeme: das vegetative Nervensystem, die Hypothalamus-Hypophysen-Achse und das aufsteigende retikuläre Aktivierungssystem, ein Neuronennetzwerk im Hirnstamm, das auch Formatio reticularis genannt wird. Gemeinsam sorgen sie für eine Flucht- oder Kampfreaktion des Körpers.

Ausgangspunkt der Stressreaktion ist der Thalamus. Gemeinsam mit der Amygdala sucht er aus dem ständigen Strom an Informationen jene heraus, die eine Bedrohung signalisieren könnten. Die Amygdala arbeitet außerdem eng mit dem Hippocampus zusammen, der für Erinnerungs- und Lernprozesse zuständig ist. Auf diese Weise hat sie Zugriff auf frühere Erfahrungen und kann Situationen besser einschätzen, indem sie sie mit früheren vergleicht.

Das ist wieder einmal clever eingerichtet von der Natur. Gäbe es im Leben keine Lernfortschritte nach Gefahrensituationen, sondern würde der Mensch sich alleine auf vorprogrammierte, reflexartige Antworten des Zwischenhirns verlassen, käme es zu zahlreichen Fehlentscheidungen und zu unnötigen Stressreaktionen. Durch die Kopplung mit Gedächtnisinhalten kann die Amygdala wesentlich differenzierter auf Alarmgeräusche reagieren und ihre Beurteilung der jeweiligen Situation anpassen.

Der unerwartete Knall eines Silvesterkrachers in einer sommerlich belebten Einkaufsstraße löst beispielsweise eine starke Stressreaktion aus, zurecht, da niemand damit rechnet und es eine gefährliche Explosion sein könnte. Im Zusammenhang mit dem Jahreswechsel dagegen hat unser Gehirn gelernt, dass das Abschießen von Böllern dazugehört. Die Stressreaktion fällt entsprechend geringer aus.

Da Stressreaktionen sehr viel Energie verbrauchen und langfristig auch krank machen können, wirken sich solche Lernprozesse positiv auf die Gesundheit aus und verbessern damit unsere Überlebenschancen. Je weniger man sich unnötig aus der Ruhe bringen lässt, desto besser.

Zwischen Thalamus und Amygdala hat sich im Laufe der Evolution eine Arbeitsteilung ausgebildet: Der Thalamus sortiert die Signale vor und die Amygdala entscheidet aufgrund ihrer Erfahrung, ob ein Alarm ausgelöst wird oder nicht. Vermutet sie eine Bedrohung, aktiviert sie die drei oben genannten Stresssysteme, die dann für die eigentliche Stressreaktion sorgen. Wir wollen sie hier kurz vorstellen.

## Das vegetative Nervensystem

Das vegetative Nervensystem steuert alle lebenswichtigen Funktionen im Körper, unter anderem die Atmung, die Verdauung, die Herzfrequenz und die Aktivität der Drüsen. Es lässt sich unterteilen in den Sympathikus, der den Körper in einen Aktivitätsmodus versetzt und seine Leistungsbereitschaft erhöht, und seinen Gegenspieler, den Parasympathikus, der für die Ruhephasen zuständig ist, in denen sich der Körper regeneriert und neue Energie gewinnt. Der Sympathikus sorgt also für Anspannung, der Parasympathikus für Entspannung. Je nach Anforderung übernehmen diese beiden abwechselnd das Kommando über unseren Körper.

Der Sympathikus wird sowohl von der Amygdala als auch von Teilen des Stammhirns aktiviert. Er ist überwiegend im sympathischen Grenzstrang, einem Nervengeflecht im Rückenmark, lokalisiert. Von hier aus erreicht er über periphere Nerven die Zielorgane wie Herz, Lungen, Muskulatur und Drüsen. An den Zielorganen wird als Botenstoff des Sympathikus Noradrenalin ausgeschüttet und damit verschiedene Reaktionen ausgelöst.

Auch das Nebennierenmark zählt zu den Zielorganen des Sympathikus. Wird es aktiviert, schüttet es Adrenalin in die Blutbahn, was zu einem zusätzlichen Aktivierungseffekt im ganzen Körper führt. Wie sich dieser Adrenalinanstieg im Blut anfühlt, kennt jeder von uns: Das Herz schlägt bis zum Hals, man bekommt schwitzige Hände, die Muskelspannung steigt, man atmet schneller und steht im wahrsten Sinne des Wortes unter Strom.

Der Effekt einer Sympathikus-Aktivierung tritt sehr schnell ein, man spricht auch von der »Schrecksekunde«. Er vergeht aber auch genauso schnell wieder, wenn die Bedrohung abnimmt.

Der Parasympathikus hat seinen Sitz im Stammhirn und im sakralen Rückenmark und erreicht die Zielorgane vor allem über den zehnten Hirnnerv, den Nervus vagus. Sein Botenstoff ist das Acetylcholin. In Ruhephasen und nach einer überstandenen Stressreaktion übernimmt er das Ruder. Er sorgt dafür, dass Körper und Geist sich entspannen und aktiviert die Verdauung, um neue Energie zu gewinnen.

| Sympathikus, Parasympathikus und ihre Zielorgane | |
|---|---|
| **Sympathikus** | **Parasympathikus** |
| *Stimuliert das Nebennierenmark → Ausschüttung von Adrenalin und Noradrenalin* | *Wirkt über den Nervus vagus → Botenstoff Acetylcholin* |
| *Weitet die Pupillen* | *Verengt die Pupillen* |
| *Hemmt die Speichelproduktion* | *Erhöht die Speichelproduktion* |
| *Weitet die Bronchien* | *Verengt die Bronchien* |
| *Erhöht die Pulsfrequenz und steigert die Durchblutung der Muskulatur* | *Senkt die Pulsfrequenz* |
| *Hemmt die Tätigkeit von Magen und Darm* | *Stimuliert die Magen- und Darmtätigkeit* |
| *Hemmt die Tätigkeit von Bauchspeicheldrüse und Galle* | *Stimuliert die Bauchspeicheldrüse und die Gallenblase* |
| *Entspannt die Harnblase* | *Kontrahiert die Harnblase* |

## Die Hypothalamus-Hypophysen-Achse

Neben dem vegetativen Nervensystem spielt die Achse der beiden Gehirnstrukturen Hypothalamus und Hypophyse eine wichtige Rolle bei der Stressreaktion. Über diese Achse wird das Cortison, ein weiterer Botenstoff, gesteuert und bei Stress ausgeschüttet. Cortison ist neben dem Adrenalin das wichtigste Stresshormon.

Cortison, das in verschiedenen chemischen Formen im Körper vorkommt, wirkt nicht wie Adrenalin über eine Bindung an Rezeptoren der Zellmembran, sondern es wandert in die Zellen hinein. Im Zellkern, in dem die Erbinformationen gespeichert sind, löst es die Produktion verschiedener Botenstoffe aus. Diese sind dann für die eigentliche Wirkung verantwortlich.

Dieser Prozess dauert deutlich länger als die Adrenalinausschüttung, hält dafür aber auch länger an. Adrenalin ist also für die schnelle Erstreaktion des Körpers bei Stress verantwortlich. Cortison eher für die mittelfristigen Effekte. Man könnte auch sagen, Adrenalin hat die Qualitäten eines Sprinters, Cortison eher die eines Langstreckenläufers.

Cortison hat im Rahmen der Stressreaktion vielfältige Effekte. So bewirkt es eine erhöhte Glucose-Produktion in der Leber und einen vermehrten Fettabbau. Dadurch wird Energie für Kampf oder Flucht bereitgestellt. Es erhöht den Blutdruck, was die körperliche Leistungsfähigkeit kurzfristig verbessert, und führt über eine erhöhte Schweißsekretion dazu, dass der Körper bei Bewegung nicht so schnell überhitzt. Bei Verletzungen sorgt es für die Unterdrückung von Entzündungsreaktionen und eine beschleunigte Blutgerinnung. Außerdem verringert es das Schmerzempfinden.

Auch im Gehirn führt Cortison zu vielfältigen Veränderungen. So fokussiert es die Aufmerksamkeit auf den Stressor, blendet alles aus, was ablenken könnte, und sorgt dafür, dass relevante Informationen schneller im Gedächtnis abgespeichert werden. Dieser Effekt scheint aber nur bei moderatem Stress gut zu funktionieren, wie Tierversuche und Beobachtungen am Menschen zeigen konnten. Extrem starker Stress bewirkt eher das Gegenteil. Das Abspeichern und umgekehrt auch das Abrufen von Informationen wird erschwert, da der Hippocampus, der für Lern- und Erinnerungsprozesse verantwortlich ist, blockiert wird.

Cortison begünstigt darüber hinaus auch aggressives Verhalten. Die Ausprägung dieser Reaktion hängt zusätzlich von geschlechts- und altersspezifischen Faktoren sowie dem kulturellen Umfeld ab.

Bei einer vermeintlichen Bedrohung verändert sich unser Verhalten daher von einem eher reflektierten, bewussten Vorgehen hin zu unreflektierten, reflexartigen Reaktionen. Das kann man auch bei Streitgesprächen gut beobachten. Fühlt sich ein Gesprächspartner provoziert, wird die Diskussion schnell unsachlich und wenig lösungsorientiert. Im schlimmsten Fall eskaliert die Situation bis hin zur Handgreiflichkeit. Auch im Sport, wo ja vielfach Kampfsituationen simuliert und das Stresssystem maximal stimuliert wird, kann es schnell zu regelwidrigen Übersprunghandlungen und Fouls kommen.

Langfristig gesehen beeinflusst Cortison sowohl direkt als auch indirekt die Vernetzung und Funktion der Nervenzellen und reduziert die Leistungsfähigkeit unseres Gehirns.

Viele kennen Cortison als Medikament. Wenn man nun verstanden hat, was der Botenstoff Cortison alles im Körper bewirkt, kann man sich gut vorstellen, warum Cortison als Arzneimittel auf der einen Seite so wirksam ist, auf der anderen Seite aber häufig unerwünschte Nebenwirkungen hat. Es wirkt eben an wahnsinnig vielen Stellen im Körper.

Im Bereich der Hals-Nasen-Ohren-Heilkunde werden Cortisonmedikamente zum Beispiel zur Erholung des Innenohres nach einem Hörsturz eingesetzt. Wird Cortison nach einer Behandlung abgesetzt, sollte das in der Regel schleichend erfolgen, damit sich die unterbrochenen natürlichen Regelkreise von Hypothalamus, Hypophyse und Nebennierenrinde in Bezug auf das körpereigene Cortison wieder gut einspielen können.

## Das aufsteigende retikuläre Aktivierungssystem

Als dritte Säule der Stressreaktion gilt das aufsteigende retikuläre Aktivierungssystem, die Formatio reticularis. Dieses Neuronennetzwerk im Hirnstamm wird ebenfalls überwiegend von der Amygdala aus aktiviert und führt zu einer allgemein erhöhten Aufmerksamkeit und Reaktionsbereitschaft im Gehirn. Bei ungewöhnlichen Geräuschen, die eine potenzielle Gefahr anzeigen, wird so eine Weckreaktion ausgelöst, die im Schlafzustand zum Aufwachen und im Wachzustand zu einer erhöhten Alarmbereitschaft führt.

**Blackout und Lampenfieber**

*Viele Menschen haben Angst vor Prüfungen und entwickeln gerade dann starke Stressreaktionen. Im besten Fall macht sich das nur als Lampenfieber bemerkbar. Man fühlt sich angespannt, schwitzt, Blutdruck und Blutzucker steigen an. So lange sich das in Maßen hält, kann es die Leistungsfähigkeit des Betroffenen sogar steigern, da moderater Stress den Hippocampus und damit den Zugriff auf die Gedächtnisinhalte aktiviert.*

*Kommt es aufgrund von schlechten Erfahrungen oder eines negativen Selbstbildes allerdings zu starken Stressreaktionen, kann das eine regelrechte Panik auslösen, und der Hippocampus blockiert. Das führt dazu, dass Gedächtnisinhalte nicht mehr abgerufen werden können. Der Lernstoff, der noch am Tag vorher wie im Schlaf heruntergerasselt werden konnte, ist plötzlich verschwunden, man hat ein sogenanntes Blackout.*

## Flieh oder kämpf!

Nimmt man die Effekte der drei wichtigsten Stresssysteme zusammen, versetzen sie uns also schnell und ohne dass wir darüber nachdenken müssen, in einen »Fight-or-Flight«-Modus, der es uns erlaubt, einen Stressor entweder entschlossen zu bekämpfen oder ihm zu entfliehen.

**Das Stresssystem**

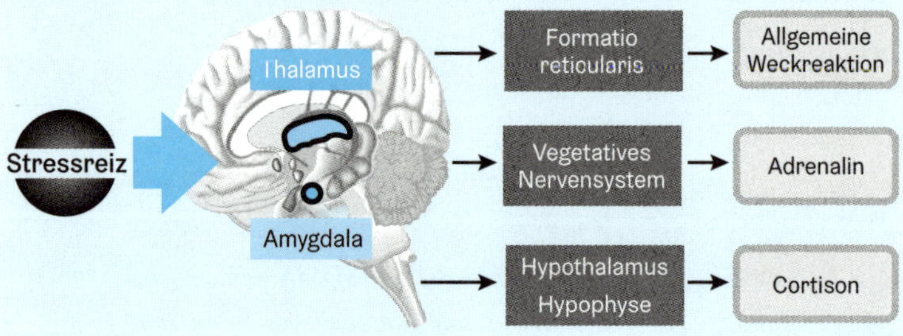


Typischerweise erhöht sich die Atemfrequenz, die Bronchien schwellen ab. Dadurch wird die Sauerstoffaufnahme erhöht. Herz und Kreislauf sorgen für eine bessere Durchblutung und sichern dadurch die Sauerstoffversorgung der wichtigsten Organe auch unter Belastung. Es wird vermehrt Glucose, also Zucker, für die notwendigen Aktionen und für den zu erwartenden erhöhten Energieverbrauch mobilisiert. Wie oben beschrieben, steigt die Muskelspannung, um schnelle und kraftvolle Bewegungen zu ermöglichen. Man schwitzt vermehrt, Entzündungsreaktionen im Körper werden unterdrückt und das Blut gerinnt schneller, um die Auswirkungen potenzieller Verletzungen in Grenzen zu halten. Die Schmerzempfindlichkeit sinkt und die Aggressionsbereitschaft steigt, um für einen möglichen Kampf vorbereitet zu sein. Ablenkungen werden ausgeblendet und die Aufmerksamkeit wird voll auf den Stressor gerichtet, um schnell und vor allem richtig handeln zu können.

Wir haben das alles so detailliert hier aufgeschrieben, weil nur dann wirklich klar wird, was im Körper bei Stress alles geschieht – und was es für den Körper bedeutet, wenn wir uns dauernd unter Druck setzen oder unser Leben so gestalten, dass wir ständig unter Anspannung stehen. Man kann sich vorstellen, dass das ein Organismus nicht über lange Zeit aushält.

Denn all diese Stressreaktionen des Organismus sind darauf ausgelegt, uns kurzfristig vor akuten Gefahren zu schützen und unser Überleben zu sichern. Problematisch wird es, wenn der Stress nicht mehr aufhört, sondern zum Dauerzustand wird. So hatte das die Natur für den Menschen eigentlich nicht vorgesehen. Welche gesundheitlichen Folgen es haben kann, wenn der Mensch trotzdem im Dauerstress ist und vor allem wie sich dieser auf unsere Hörverarbeitung auswirkt, wird in den nächsten Kapiteln deutlich werden.

## Entstehung stressbedingter Erkrankungen

Wir kennen jetzt die Abläufe im Organismus, die im Fall einer drohenden Gefahr ausgelöst werden und den Körper in Alarmbereitschaft versetzen. In akuten Gefahrensituationen helfen uns diese unterbewusst und automatisch ablaufenden Reaktionen, zu überleben und Gefahren zu bewältigen.

Hält der Stress jedoch über eine längere Zeit an, werden also immer wieder Stresshormone ausgeschüttet, so beginnen diese dem Körper zu schaden. Das wurde durch viele Studien immer wieder bestätigt.

Heute kennen wir eine lange Liste von stressbedingten Beschwerden und Erkrankungen. Dazu zählen etwa Schlafstörungen, Verdauungsprobleme oder Erschöpfungszustände wie das Burn-out-Syndrom.

Sehen wir uns daher einmal an, wie schädlich sich dauerhafter Stress generell auf unseren Körper auswirkt. Anfangs sind die Symptome eher unspezifisch: Betroffene fühlen sich angespannt und gereizt, kommen nicht mehr richtig zur Ruhe. Sie schlafen schlecht, wachen häufig nachts auf. Ihre Nacken- und Kiefergelenksmuskulatur ist verspannt. Der Kopf schmerzt. Sie haben das Gefühl, nicht mehr richtig durchatmen zu können, und leiden unter Herzrasen oder Beklemmungen.

Langfristig kann es zu Herzkreislauf-Erkrankungen kommen, immerhin die Todesursache Nummer eins in Europa. Vor allem ein hoher Blutdruck entsteht in vielen Fällen als Folge von Stress. Dieser wiederum ist zusammen mit anderen Risikofaktoren wie erhöhten Blutfetten, Diabetes oder Nikotinkonsum ein wichtiger Risikofaktor für Herzinfarkte oder einen Hirnschlag. Heimtückisch daran ist, dass ein erhöhter Blutdruck häufig lange unbemerkt bleibt, weil er zunächst keine spürbaren Beschwerden macht.

Deswegen an dieser Stelle ein Rat: Achten Sie auch auf scheinbar harmlose Stresssymptome. Diese werden zwar vielfach vom Arzt als Befindlichkeitsstörungen abgetan, weil EKG, Blutwerte und Ultraschall noch keine organischen Veränderungen zeigen, sie sind aber unter Umständen Vorboten für spätere Erkrankungen. Steuert man rechtzeitig dagegen, lassen sich diese vielfach verhindern. Und Vorbeugen ist allemal besser als das Nachsehen zu haben.

Des Weiteren können Verdauungsbeschwerden dazukommen. Denn bei Stress wird der Darm praktisch ruhiggestellt. Seine Peristaltik wird heruntergefahren, die Durchblutung wird gedrosselt und die Schleimdrüsen produzieren weniger Schleim. Der Darm ist also fast im Standby-Modus. Gleichzeitig steigt bei Stress die Säurebildung im Magen. Die Folge sind Magenprobleme, Blähungen, Durchfall oder Verstopfung.

Langfristig hat das auch einen Einfluss auf unsere Mitbewohner im Darm. Durchschnittlich 40 Billionen Mikroorganismen leben dort, überwiegend anaerobe Bakterien. Das sind mehr Zellen als unser eigener Körper hat. Die Zusammensetzung dieser Darmflora, die gemeinsam mit den Mikroorganismen der übrigen Schleimhäute als »Mikrobiom« bezeichnet wird, variiert individuell und hat vielfältige Auswirkungen auf die Gesundheit. Bei länger andauernder Untätigkeit des Darms, wie im Fall von Stress, verändert sich die Zusammensetzung unseres Mikrobioms teilweise erheblich, und auch wenn die Erforschung solcher Veränderungen gerade erst am Beginn steht, vermutet man vielfältige negative Effekte, nicht nur auf die Verdauung, sondern auch auf das Immunsystem und unsere psychische Verfassung. Hinzu kommt, dass man in Zeiten von Stress häufiger zu ungesundem Essen greift, was die Situation nicht gerade verbessert.

Das Immunsystem leidet aber auch noch auf andere Weise unter den Folgen von Stress. Vor allem Cortison, das, wie oben besprochen, bei Stress vermehrt ausgeschüttet wird, greift stark in unser Abwehrsystem ein. Es kann dadurch zu gehäuften Infekten kommen, aber auch zu einer Verschlechterung oder sogar zu einem Entstehen von chronischen Erkrankungen wie Neurodermitis, Asthma oder Colitis ulcerosa.

Selbst an unserem Gehirn geht der Stress nicht spurlos vorbei. Auch hier spielt wieder Cortison eine entscheidende Rolle. Kein Wunder, dass daher vor allem jene Bereiche betroffen sind, die eine besonders hohe Dichte von Cortisonrezeptoren aufweisen. Das sind das Zwischenhirn mit dem limbischen Nervensystem, der präfrontale Kortex und Teile des Hirnstamms. Die Auswirkungen von chronischem Stress betreffen psychische und emotionale Vorgänge, den Schlafwach-Rhythmus sowie unsere kognitiven Fähigkeiten.

So kennt jeder zum Beispiel den Zustand der Reizbarkeit, wenn einem mal wieder alles zu viel wird, die Wut, die einen packt, wenn der Chef mit noch einer Aufgabe kommt oder die Angst, in schwierigen Situationen zu versagen.

Sehr weitverbreitet sind stressbedingte Schlafstörungen. Das ist eigentlich logisch, denn Stress ist eine Reaktion auf Gefahren. Einschlafen sollte man nicht gerade, wenn der Feind vor den Toren lauert. Haben wir über Wochen Stress in der Arbeit, schlafen wir schlechter durch und wachen viel zu früh auf, um dann grübelnd im Bett zu liegen. Auch hier trägt die moderne Arbeitswelt dazu bei, dass evolutionär gut gedachte Abläufe ins Gegenteil umschlagen.

Eine relativ neue Erkenntnis ist, dass sogar kognitive Fähigkeiten unter Dauerstress leiden. Dabei spielt neben dem Cortison auch der sogenannte »Brain-derived neurotrophic factor« (BDNF) eine wichtige Rolle. Dieser Botenstoff stimuliert normalerweise das Wachstum und damit die Vernetzung von Nervenzellen. Bei Stress wird seine Produktion auf zellulärer Ebene durch Cortison gehemmt. Der dadurch entstehende Mangel führt langfristig zu einer Abnahme der Leistungsfähigkeit unseres Gehirns.

Darüber hinaus steigt bei Stress auch das Risiko für eine Suchterkrankung. Denn so manch einer greift zur Linderung der Stresssymptome vermehrt zu Alkohol, Zigaretten oder gar Tabletten.

## Stress und Angst

*Eine der unmittelbarsten und häufigsten Empfindungen im Zusammenhang mit Stress ist Angst. Angst ist wie Stress zunächst einmal eine evolutionär bewährte Reaktion im Zusammenhang mit bedrohlichen Situationen. Ängste entwickeln sich aufgrund von negativen Erfahrungen und führen zu einem Vermeidungsverhalten. Dieses hat eine wichtige Schutzfunktion. Wird man beispielsweise von einem Hund gebissen, so meidet man Hunde in der Regel künftig, was vor weiteren Bissen schützt. Ängste warnen uns also vor Gefahren. Je negativer und bedrohlicher das Angst auslösende Ereignis ist, desto stärker verankert sich die Angst dabei im Gehirn.*

*Ängste lassen sich aber auch wieder verlernen. Die Angst vor Hunden etwa wird jedes Mal etwas schwächer werden, wenn man einem Hund begegnet, der nicht beißt. Dieses Löschen von Ängsten nennt man Extinktion.*

*Für dieses Buch ist es wichtig, festzuhalten, dass starker Stress durch die enge Verbindung von Stress- und Angstreaktion im Zwischenhirn die Ausbildung von Angstreaktionen, und im Extremfall auch Panikattacken, begünstigt. Da Angst wiederum zu vermehrtem Stress führt, entsteht schnell ein Teufelskreis.*

Sie merken schon, es sind wahnsinnig viele Körperregionen und -vorgänge von den Stressreaktionen betroffen. Welche Stresssymptome sich im Einzelfall entwickeln und ob sich irgendwann ernstere Funktionsstörungen oder organische Veränderungen zeigen, hängt von der genetischen Disposition genauso ab wie von den sonstigen Lebensumständen. Grundsätzlich können aber alle körperlichen Systeme, die von den Stresshormonen beeinflusst werden, betroffen sein.

Auch zahlreiche Diagnosen aus der Hals-Nasen-Ohren-Heilkunde sind überwiegend stressbedingt. Als ich 1996 meine Praxis eröffnete, war ich erstaunt, bei wie vielen Symptomen meiner Patienten keine organische Ursache gefunden werden konnte. Stattdessen waren diese vor allem auf Stressbelastungen zurückzuführen. Verspannungen zählen dazu, ebenso wie ein Schwindelgefühl. Aber auch Ohrenschmerzen, Lippenherpes und eine erhöhte Infektanfälligkeit. Selbst das häufig vorkommende Kloßgefühl im Hals oder eine behinderte Nasenatmung können aufgrund von zu viel Stress auftreten. Nicht umsonst spricht der Volksmund davon, einen »dicken Hals« oder »die Nase voll« zu haben, wenn einem alles zu viel wird. Darauf, dass diese Symptome bei so vielen Patienten vorkommen, war ich weder im Studium noch in meiner Klinikzeit vorbereitet worden.

Je mehr ich mich mit dem Thema Hören und Stress beschäftigte, desto klarer wurden mir aber die Zusammenhänge. Hörstürze, Tinnitus oder eine Geräuschüberempfindlichkeit schienen eng mit Stressfaktoren zusammenzuhängen. Wie eng die wechselseitige Beeinflussung von Hören und Stress tatsächlich ist und welche Folgen sie für Patienten haben kann, lernte ich am eigenen Leib und dann im Laufe der Jahre in meiner Praxis. Einige davon wollen wir Ihnen in den nächsten Kapiteln vorstellen.

# WAS SIE AUS DIESEM KAPITEL MITNEHMEN KÖNNEN:

1.
Stress ist eine natürliche Reaktion des Körpers auf Gefahr. Durch die Ausschüttung von Botenstoffen wird der Körper in einen Kampf- oder Fluchtmodus versetzt.

2.
Die wichtigsten Botenstoffe sind Adrenalin und Cortison.

3.
Während Adrenalin zu einer schnellen, kurz anhaltenden Reaktion führt, wirkt Cortison langsamer und nachhaltiger.

4.
Die drei Säulen der Stressreaktion sind das vegetative Nervensystem, die Hypothalamus-Hypophysen-Achse und das aufsteigende retikuläre Aktivierungssystem.

5.
Unser Körper ist auf kurze Phasen und nicht auf ständig anhaltenden Stress ausgelegt.

6.
Stress führt in fast allen Organen und Funktionssystemen des Körpers zu Veränderungen, die auf Dauer krank machen können.

7.
Neben körperlichen kann es dabei auch zu psychischen Beeinträchtigungen kommen.

8.
Auch viele Diagnosen aus der Hals-Nasen-Ohren-Heilkunde sind überwiegend stressbedingt.

# GESTÖRTE WAHRNEHMUNG: HÖREN UND STRESS

## Wenn es zu viel wird

Gott sei Dank ist es ja so, dass Ärzte nicht immer alle Krankheiten haben müssen, die sie bei ihren Patienten behandeln. Was es heißt Ohrgeräusche zu haben, musste ich aber in einer Phase meines Lebens selbst erfahren und kann vielleicht auch aus diesem Grund meine Patienten gut verstehen. Kurz nach meiner Promotion, also noch während meiner Facharztausbildung, hatte ich für ein paar Wochen ein deutliches pulssynchrones Ohrgeräusch. Bis dahin kannte ich das Wort Tinnitus nur aus Lehrbüchern. Doch die konnten mir nicht vermitteln, wie nervig und anstrengend ein solches Geräusch ist. Das wurde mir erst klar, als meine eigenen Ohren nicht aufhören wollten zu rauschen. Ich hatte damals viel in der Klinik zu tun, Familie und Beruf mussten unter einen Hut gebracht werden. Kurz gesagt, ich hatte Stress und ich fühlte mich ihm relativ wehr- und ahnungslos ausgeliefert. Doch ich hatte damals mehr Glück als manche meiner Patienten. Bevor ich mir allzu viele Sorgen machen konnte oder Zeit hatte, das Ohrengeräusch weiter abzuklären, war es nach einem Kurzurlaub und etwas Zeit zum Entspannen, wieder weg. Aber wenn es ganz still ist und ich mich auf das Geräusch konzentriere, oder auch nach einem stressigen Tag, habe ich auch heute immer mal wieder Ohrgeräusche, ein Sirren und Rauschen. Inzwischen weiß ich aber, wie ich damit umgehe, damit es mich nicht stört.

Auch unter meinen Patienten mit Ohrgeräuschen sind immer wieder welche, die mich an mich selbst damals erinnern: junge Väter und Mütter, die nur so durchs Leben rennen, um Kindern und Job gerecht zu werden.

Aber nicht nur Überlastungen können Stress auslösen, sondern auch Geräusche und Lärm.

## Stress macht hellhörig

Geräusche sind häufig Auslöser von Stressreaktionen, sei es ein Hilferuf, das Schreien eines Kindes, ein vorbeifahrender Zug oder eine Sirene. Solche Geräusche versetzen uns in Alarmbereitschaft, wir schalten in den Modus »Fight-or-Flight«. Die Muskelspannung steigt an, das Herz schlägt schneller, die Verdauung stoppt – und auch unser Hörsystem wird durch das Ausschütten von Stresshormonen in eine besondere Verfassung versetzt: Man wird hellhöriger.

Jeder kennt solche Situationen: Man liegt im Bett, alles ist dunkel und plötzlich hört man ein Knacken, das man so aus der eigenen Wohnung nicht kennt. Augenblicklich schüttet das vegetative Nervensystem massiv Adrenalin aus und das aufsteigende retikuläre Aktivierungssystem sorgt dafür, dass man wieder hellwach ist. Man stellt sich vor, dass ein Einbrecher in der Wohnung ist und bekommt Angst. Mucksmäuschenstill lauscht man in die Dunkelheit und hört plötzlich zahlreiche Geräusche, die man vorher nicht wahrgenommen hat. Kein Laut entgeht einem in solchen Momenten, denn jede Information, so unwichtig sie sonst vielleicht auch sein mag, könnte in diesem Moment entscheidend sein, um schnell und richtig zu reagieren.

Statt möglichst viele Geräusche wegzufiltern, um unser Großhirn zu entlasten, wie es ja normalerweise im Alltag der Fall ist, werden bei potenzieller Gefahr alle akustischen

Reize unterschiedslos vom Zwischenhirn verstärkt und durchgelassen. Geräusche, die wir sonst nicht hören und auch gar nicht hören wollen, werden plötzlich bewusst wahrgenommen. Das können Störgeräusche von außen, aber auch körpereigene Geräusche sein.

Auf neurologischer Basis verantwortlich für diese verminderte Filterung ist die enge wechselseitige Beziehung zwischen der Hörverarbeitung und den Stress auslösenden Systemen im Zwischenhirn. Hier findet eine ständige Abwägung statt, was in der momentanen Situation wichtig und was unwichtig ist. Diese Einschätzung hängt nicht nur vom akustischen Reiz selbst, sondern immer auch vom Stresslevel ab. Geräusche, die in einer entspannten Situation problemlos unterdrückt werden, können bei Stress plötzlich verstärkt und hörbar werden. Da muss es sich auch nicht immer gleich um den potenziellen Einbruch handeln. Nach einem stressigen Tag reichen manchmal schon ganz normale Alltagsgeräusche, die uns in entspannten Situationen nicht irritieren, die uns dann aber nerven und den Stress noch steigern. Kindergeschrei, der laute Fernseher oder der Rasenmäher des Nachbarn sind solche Beispiele. Selbst das Piepsen des Handys kann in solchen Momenten nerven. Aufgrund des erhöhten Stresspegels schafft die Hörverarbeitung es einfach nicht, diese Geräusche zu unterdrücken. Genauer werden wir das noch einmal im Kapitel über die Geräuschüberempfindlichkeit besprechen (siehe Seite 216).

Die verminderte Filterung der Hörverarbeitung hat aber noch einen weiteren Effekt: Wichtige akustische Informationen, wie Mitteilungen, die einem der Partner machen möchte, gehen dann nämlich in den ganzen Störgeräuschen unter. Man hört zwar alles, versteht aber nichts mehr. Wie bei jeder Form der Schwerhörigkeit ist eine Unterhaltung auch mit einer solchen vorübergehenden »Pseudo-Schwerhörigkeit« nur mit erhöhter Konzentration möglich, was Kraft kostet und letztlich auch wieder Stress bereitet.

Schließlich kann es in solchen Stressmomenten auch zu einer Wahrnehmung der eigenen Körpergeräusche kommen: Das Rauschen der Blutgefäße, das Schlagen des Herzens oder das Sirren, Brummen und Pfeifen, Geräusche, die im Ohr selbst entstehen, sind zwar auch sonst immer da, werden aber eben normalerweise vom Zwischenhirn als unwichtig eingestuft und folgerichtig von der Hörverarbeitung unterdrückt. Bei Stress können diese Geräusche aber als Tinnitus wahrgenommen werden und sehr belastend erscheinen, wie wir im Kapitel über Tinnitus noch genauer sehen werden.

Wieder einmal spannend zu sehen, wie die Evolution durch die Bewertung von Geräuschen im Zwischenhirn für Mechanismen gesorgt hat, die uns normalerweise vor einer Reizüberflutung schützen und trotzdem bei einer Gefahrensituation den Zugriff auf möglichst viele akustische Informationen ermöglichen. Durch den Dauerstress in unseren modernen Zeiten kann es allerdings dazu kommen, dass diese gut gedachten Körperfunktionen uns das Leben ziemlich schwer machen.

Halten wir also noch mal fest: Stress kann sich negativ auf den Hörvorgang auswirken. Andersherum lösen aber auch akustische Signale häufig Stressreaktionen aus. Die von der Evolution gut gemeinte Stressreaktion führt dauerhaft aber zu Beschwerden und Erkrankungen, die die Lebensqualität ganz massiv beeinflussen können.

»Zu viel um die Ohren« zu haben, sei es in Form von akustischer Überreizung, sei es durch Stress, ist nicht gesund.

## Stress macht verbissen

Neben dieser direkten Beeinflussung der Hörverarbeitung auf der Ebene des Zwischenhirns kann es aber auch noch zu einer indirekten Beeinflussung durch Verspannungen, vor allem im Bereich der Kiefergelenke kommen. Wir erinnern uns: Stress führt zu einer erhöhten Muskelspannung im Rahmen der »Fight-or-Flight«-Reaktion – auch im Kopf- und Halsbereich. Vor allem die Spannung der Kiefergelenke nimmt zu, bis hin zum nächtlichen Zähnepressen oder -knirschen. Ärzte sprechen dann von Bruxismus oder CMD (Craniomandibuläre Dysfunktion). Neuere Forschungen zeigen, dass die Nervenbahnen, die für die Anspannung der Muskelgruppen rund um den Kopf verantwortlich sind, unter anderem auch Verbindungen zur Hörverarbeitung haben. Über diese Vernetzung kommt es bei länger andauernden Verspannungen zu einer verminderten Filterung akustischer Reize.

Vor allem Patienten mit Tinnitus berichten immer wieder, dass sie ihre Geräusche über Bewegungen des Unterkiefers beeinflussen können und der Ton leiser oder lauter wird oder seine Frequenz verändert. Bei jüngeren Patienten sind solche Kiefergelenksverspannungen sogar die häufigste Ursache für einen Tinnitus. Ein weiteres typisches Symptom bei solchen verspannungsbedingten Hörstörungen ist ein pulssynchrones Ohrgeräusch. Man hört also plötzlich seinen Herzschlag, der sonst von der Hörverarbeitung zuverlässig unterdrückt wird, als rauschendes oder klopfendes Geräusch.

## Stress macht schwerhörig

Dauerstress beeinflusst aber nicht nur die Hörverarbeitung, sondern hat auch negative Effekte auf das Innenohr. Die äußeren und inneren Haarzellen im Innenohr sind nämlich sehr empfindlich und werden durch Mikrodurchblutungsstörungen, Veränderungen der Fließeigenschaften des Blutes oder Störungen des Zellstoffwechsels, wie sie bei Stress häufig auftreten, schnell geschädigt. Das kann sowohl eine altersbedingte Schwerhörigkeit beschleunigen als auch zu akuten Hörstörungen wie einem Hörsturz oder Tinnitus führen.

Ein Hörsturz ist definiert als akuter, einseitiger Hörverlust ohne erkennbare Ursache. In dieser Definition kommt schon zum Ausdruck, dass tatsächlich auch die Ärzte nicht genau wissen, was eigentlich dahintersteckt. Vermutet wird ein Zusammenspiel verschiedener Faktoren, bei denen auch Stresseinflüsse eine große Rolle spielen. So zeigt die Erfahrung, dass ein Hörsturz häufig nach besonders belastenden oder stressigen Phasen im Leben auftritt.

Abgegrenzt werden muss ein Hörsturz von anderen Erkrankungen mit akuten Hörverlusten wie Virusinfektionen, einem akustischen Trauma, neurologischen Störungen oder Ohrerkrankungen. Eine HNO-ärztliche Untersuchung mit Ohrmikroskopie, Mittelohrdruckmessung und Hörtest ist daher unabdingbar, wenn jemand solche Symptome bei sich entdeckt. Zeigt die Diagnostik, dass es sich tatsächlich um einen Hörsturz handelt, sollte schnell therapiert werden. Je rascher, desto besser stehen die Chancen dann, dass sich die Haarzellen wieder erholen.

Da es keine wirklich ursächliche Behandlung gibt, handelt es sich allerdings immer um eine symptomatische Therapie. Vergleicht man verschiedene Behandlungsansätze, zeigt nur die hoch dosierte Cortisongabe einen gewissen

Effekt, der über die Gabe von Placebos hinausgeht. Da sich selbst dieser allerdings nicht wissenschaftlich eindeutig nachweisen lässt, wird die Behandlung in der Regel nicht von den deutschen Krankenkassen erstattet. Neuerdings wird auch das Einspritzen von Cortison direkt ins Mittelohr propagiert. Hiervon erhofft man sich eine noch höhere Cortisonkonzentration an den Haarzellen.

Alle anderen Therapieansätze, von denen man oft liest, wie etwa durchblutungsfördernde Medikamente oder die hyperbare Sauerstofftherapie zeigen dagegen keine wissenschaftlich nachweisbare Wirksamkeit.

## WAS SIE AUS DIESEM KAPITEL MITNEHMEN KÖNNEN:

1.
Akustische Reize sind ein häufiger Stressauslöser. Gleichzeitig beeinflusst Stress aber auch die Hörverarbeitung.

2.
Da die Hörverarbeitung bei Stress weniger Geräusche herausfiltert, kann es zu einer Geräuschüberempfindlichkeit oder einem Tinnitus kommen.

3.
Stress begünstigt das Auftreten von Hörstürzen.

4.
In Stressmomenten kann es auch zu einer Wahrnehmung der eigenen Körpergeräusche kommen wie etwa dem Rauschen der Blutgefäße. Sie sind zwar auch sonst da, werden aber normalerweise von der Hörverarbeitung unterdrückt.

# KAUM MEHR ZU SCHAFFEN: STRESS LASS NACH

## Warum der eigene Chef manchmal wie ein Löwe wirkt

Sieht man sich die vielfältigen Beschwerden und Erkrankungen infolge von dauerhaftem Stress an, von denen wir ja einige in den beiden letzten Kapiteln kennengelernt haben, ahnt man schon, welche große Rolle Stress nicht nur für die Gesundheit des Einzelnen, sondern auch für die Gesellschaft als Ganzes spielt. Stressbedingte Erkrankungen nehmen in den Industrienationen durch veränderte Arbeits- und Lebensbedingungen seit Jahren zu und stellen einen nicht unerheblichen volkswirtschaftlichen Faktor dar. Denn Arbeitsausfälle, Therapien und Frühberentungen aufgrund von Stress kosten Geld. Viel Geld.

Herz-Kreislauf-Erkrankungen, deren Risiko mit zunehmendem Stress deutlich steigt, sind nach wie vor die häufigste Todesursache. Psychische Erkrankungen, die ebenfalls durch Stress begünstigt werden, haben in der Statistik der Krankschreibungen einen Spitzenplatz.

Eine sehr eindrucksvolle Studie, die deutlich macht, wie gestresst sich Deutsche fühlen, ist die der Techniker Krankenkasse (TK) von 2016. Auch wenn die Erhebung schon einige Jahre her ist, sind die Zahlen immer noch aktuell. Laut dieser Studie fühlen sich 60 Prozent der Erwachsenen in Deutschland gestresst und von diesen leidet jeder Zweite zeitweise unter psychischen Beschwerden. Das ist fast ein Drittel der Bevölkerung.

Geht man einmal mit wachem Blick durch die Welt oder schaut sich seinen Alltag etwas aus der Distanz an, wird ziemlich schnell klar, wodurch diese hohen Zahlen entstehen. Sie finden ihre Ursache vor allem in unseren Lebensbedingungen und damit in den potenziellen Stressoren, die auf uns einwirken und die sich in den letzten Jahrzehnten deutlich gewandelt und vervielfacht haben. Das Problem dabei ist, dass die Abläufe im Gehirn, also sozusagen unsere Softwareprogramme, mit denen wir die ankommenden Stressoren bearbeiten, im Grunde immer noch genauso wie in der Steinzeit funktionieren. Und ein Update ist nicht in Sicht.

Heute reden wir von Stress, wenn wir viel arbeiten müssen, emotionale Konflikte haben oder mit irgendeiner Situation, beispielsweise einer Prüfung, überfordert sind. Evolutionär gesehen waren Unwetter, Fressfeinde oder plötzliche Angriffe die wichtigsten Stressoren. Muskelkraft, Schnelligkeit und Ausdauer waren da gefragt, um der Gefahr entweder zu begegnen oder ihr zu entfliehen. Dem modernen Menschen helfen in Stresssituationen Muskelkraft und Schnelligkeit meist nicht, um aus der Situation wieder hinauszufinden. Man stelle sich nur einmal einen durchschnittlichen Arbeitnehmer vor, der von seinem Chef unter Druck gesetzt und vielleicht sogar angebrüllt wird. Das Verhalten des Chefs löst beim Arbeitnehmer eine ähnliche Stressreaktion hervor, wie ein brüllender Löwe bei einem Steinzeitmenschen. Der entscheidende Unterschied ist nur: Der Angestellte kann nicht wie der Steinzeitmensch einfach fliehen oder den Aggressor angreifen, um dem Stress zu entkommen. Ihm bleibt nichts anderes übrig, als vollgepumpt mit Adrenalin und Cortison weiterzuarbeiten. Neben- und Nachwirkungen im Körper des Arbeitnehmers sind da vorprogrammiert, vor allem wenn eine solche Situation häufiger vorkommt. In der Steinzeit kamen derartige

Stresssituationen sporadisch vor. Heute stehen wir durch den Beruf, familiäre Herausforderungen und die digitalen Medien unter Dauerstress. Dass es sich dabei teilweise gar nicht um wirkliche Bedrohungen handelt, spielt für den Körper keine Rolle, wie wir gleich sehen werden.

## Veränderte Welt, veränderte Stressoren

Keine Stresserkrankung ohne Stressreaktion und keine Stressreaktion ohne Stressor. Zeit also, einmal einen Blick darauf zu werfen, was uns im heutigen Alltag eigentlich stresst und uns im schlimmsten Fall sogar krank macht. Dazu schauen wir noch einmal in die schon erwähnte Studie der Techniker Krankenkasse (TK). Sie kommt in ihrer Umfrage zu dem Ergebnis, dass die Arbeit der größte Stressfaktor für den modernen Menschen ist. Das ist vielleicht nicht verwunderlich, aber schon erschreckend, denn viele Menschen verbringen einen Großteil ihrer Zeit bei der Arbeit. Arbeitsabläufe und Arbeitsdichte haben sich im Rahmen der Digitalisierung und Globalisierung, um nur zwei wichtige Veränderungen der letzten Jahrzehnte zu nennen, deutlich gewandelt. Die Ansprüche an die Flexibilität, die Lernfähigkeit und die Einsatzbereitschaft der Menschen sind gestiegen. Gleichzeitig gibt es immer mehr befristete Jobs, sodass auch die Sorge um den Erhalt des Arbeitsplatzes häufig mitschwingt.

Forscht man noch etwas genauer nach den Ursachen von Stress bei der Arbeit, zeichnet die Studie ebenfalls ein interessantes Bild. Am häufigsten wird die Arbeitsüberlastung genannt, aber auch Termindruck, Störungen von außen und eine mangelnde Anerkennung werden als Stressfaktoren wahrgenommen.

Bereits auf dem zweiten Platz befinden sich zu hohe Ansprüche an sich selbst. Bei Frauen belegt dieser Stressfaktor sogar den ersten Platz, vielleicht weil sie einen größeren Druck spüren, in allen Bereichen, im Job, als Mutter, Hausfrau und Ehefrau perfekt sein zu müssen. An diesem Umfrageergebnis sieht man sehr schön, dass Stress immer auch etwas mit den tatsächlichen oder auch eingebildeten Erwartungen von außen zu tun hat. Und da gibt es, wie die Umfrage darlegt, scheinbar immer noch immense Unterschiede zwischen Männern und Frauen.

Freizeitstress belegt den dritten Platz bei der Umfrage. Hier sieht man, wie ambivalent manche Faktoren sein können. Denn Freizeit soll ja Stress eigentlich ausgleichen. Andererseits kann das Gefühl, ständig etwas Sinnvolles und Erholsames in der freien Zeit tun zu müssen oder möglichst viele Sozialkontakte zu pflegen, offensichtlich wieder Stress auslösen.

Eine immer höhere Verkehrsdichte, Staus und lange Wege zur Arbeit führen dazu, dass der Verkehr am vierthäufigsten als Stressfaktor genannt wurde.

Die ständige Erreichbarkeit kommt auf den fünften Platz. Neben Smartphone und E-Mails sind es hier vor allem auch die sozialen Medien, die Stress auslösen können. Denn die dauernde Beschäftigung mit ihnen und der Drang, ständig im Netz präsent zu sein, lässt uns kaum noch zur Ruhe kommen.

Die aus medizinischer Sicht wichtigsten Stressoren landen übrigens erst auf dem sechsten und siebten Platz, nämlich die Krankheit naher Angehöriger und soziale Konflikte. Sowohl die Sorge um Angehörige als auch Konflikte mit Kollegen, Freunden oder der eigenen Familie lösen – aus medizinischer Sicht – massiven Stress aus und münden häufig in psychischen Problemen oder einem Burn-out-Syndrom.

Die Stressoren, die auf dem achten und neunten Platz der Umfrage zu finden sind, werden wieder häufiger von Frauen als von Männern genannt, nämlich die Belastung durch den Haushalt und die Kindererziehung.

Den zehnten Platz schließlich belegen finanzielle Sorgen. Auch diese werden häufiger von Frauen als Stressor genannt.

Ergänzt werden müsste diese Liste eigentlich noch um gesundheitliche Probleme, denn diese beeinträchtigen häufig die Leistungsfähigkeit und das Selbstwertgefühl. Sie führen aufgrund von körperlichen Beschwerden, Bewegungseinschränkungen und Schmerzen zu Stressreaktionen im Körper. Außerdem verhindern sie ausreichende Ruhephasen und damit eine effektive Erholung. Da Stress selbst auch wieder zu vielen chronischen Beschwerden führt, entsteht hier schnell ein Teufelskreis.

Die Einschränkungen durch Erkrankungen können allerdings auch ganz anderer Natur sein. So hat die Coronapandemie deutlich gezeigt, dass Einschränkungen der Sozialkontakte, existenzielle Sorgen und Angst vor einer Ansteckung ebenfalls Stress verursachen und psychische und körperliche Beschwerden verursachen können.

Zumindest manche Punkte dieser Liste lassen aufhorchen. Sie machen nämlich deutlich, dass paradoxerweise gerade die Errungenschaften der Zivilisation, die uns erfolgreich vor früheren Stressfaktoren wie Kälte, Hunger oder Fressfeinden schützen, selbst wieder zu Stressoren geworden sind.

## Stress haben – eine Einstellungssache?

Natürlich lassen sich solche Umfrageergebnisse nicht pauschal auf alle Menschen übertragen. Wie schon beschrieben, ist das Stressempfinden sehr individuell geprägt. Sicher sind unter Ihnen, liebe Leser, einige, die sich immer mal wieder fragen, warum fühle ich mich eigentlich ständig gestresst und andere wirken zumindest von außen immer völlig entspannt. Darauf kann man nur entgegnen: Wie stressig das eigene Leben ist, hat einerseits mit den Belastungen zu tun, denen wir uns mehr oder weniger freiwillig aussetzen, auf der anderen Seite aber auch mit der emotionalen Bewertung von Situationen, also mit unseren inneren Einstellungen und Vorstellungen.

Ob Sie sich nun Ihr Wochenende voller Termine legen oder noch ein weiteres Ehrenamt annehmen müssen, das können wir nicht beurteilen. Das ist der Teil, den Sie ganz offensichtlich selbst in der Hand haben. Schließlich ist es Ihre bewusste Entscheidung, zu der Sie niemand zwingt. Interessanter ist da die Frage, welche Rolle Ihr Unterbewusstsein spielt. Deshalb wollen wir uns hier noch einmal auf unsere drei bekannten anatomischen Strukturen des Zwischenhirns stürzen, den Thalamus, die Amygdala und den Hippocampus. Denn mithilfe dieser drei Strukturen sortiert und bewertet das Zwischenhirn alle Situationen und bestimmt damit, wie viel Stress sie in uns auslösen. Ob wir also etwas als belastend empfinden und mit Stress reagieren, hängt alleine von dieser Bewertung und nicht von der objektiven Belastung ab.

Eine der wichtigsten Wegbereiterinnen dieser Erkenntnis war die amerikanische Psychologin Magda Arnold, die sich Anfang der 60er-Jahre des letzten Jahrhunderts intensiv mit dem Thema Stress auseinandersetzte. Von ihr stammt auch ein schönes Beispiel, das diese Theorie sehr anschaulich macht: Stellen Sie sich vor, Sie wandern durch den Wald und plötzlich steht ein großer, zähnefletschender Bär vor Ihnen. Sie würden dann ziemlich schnell ins Schwitzen kommen, Ihr Organismus in Stress geraten. Stände Ihnen derselbe Bär aber hinter einem breiten Graben im Zoo gegenüber, würden sie mit großer Sicherheit völlig entspannt bleiben. Der Bär als potenzieller Stressor löst also abhängig von der Bewertung der Gesamtsituation im Zwischenhirn eine vollkommen unterschiedliche Reaktion aus. Nicht der Stressor selbst ist also entscheidend, sondern dessen Bewertung im Bereich der Amygdala, unterstützt von den Gedächtnisinhalten des Hippocampus und der Lebenserfahrung der präfrontalen Hirnrinde.

Der amerikanische Psychologe Richard Lazarus entwickelte diese Bewertungstheorie von Magda Arnold noch weiter und konnte 1966 zeigen, dass neben der Einschätzung der Bedrohung selbst, die ja im Fall der Bären relativ eindeutig ist, auch die Möglichkeit, mit der Situation umzugehen, für die individuelle Stressreaktion entscheidend ist. Schätze ich meine eigenen Möglichkeiten so ein, dass ich das Problem bewältigen kann, wird die Stressreaktion geringer ausfallen, als wenn ich mich machtlos fühle. Also vermutlich reagiert ein erfahrener und bewaffneter Jäger auch im Wald auf den Bären anders als ein durchschnittlicher Spaziergänger.

Selbst bei positiven Ereignissen kann die Vorstellung, der Sache nicht gewachsen zu sein, Stress auslösen. Wird man zum Beispiel befördert und bekommt dadurch wesentlich mehr Verantwortung, kann das Freude und Euphorie auslösen, aber auch massiven Stress.

Wie stark einen etwas stresst, ist also von drei Dingen abhängig: vom Stressor selbst, von der inneren Bewertung des Stressors und von der Einschätzung der eigenen Möglichkeiten, mit dem Stressor fertigzuwerden. Egal um welchen Stressor es sich also handelt – es kommt auf die Einstellung an.

## Immun gegen Stress?

Bleibt zu klären, warum manche Menschen trotz massivem Stress gesund bleiben, während andere schon bei geringen Problemen Krankheitssymptome entwickeln. Wie stark sich Stress im Einzelfall auf die Gesundheit und das Wohlbefinden auswirkt, hängt von vielen Faktoren ab. So konnte 2015 in der groß angelegten »Marine Resilience Study« von Michael Brean aus Southampton und seinen Kollegen aus San Diego und New York gezeigt werden, dass bei gleichen Stressoren während militärischer Einsätze in Krisengebieten nur ein Teil der Soldaten ein posttraumatisches Belastungssyndrom entwickelte, während andere scheinbar unbeschadet und gesund aus dem Krieg zurückkehrten. Obwohl, und das ist wohl unbestritten, Krieg immer ein Stressor ist. Durch Blutuntersuchungen wiesen die Forscher nach, dass die beobachtete Stressresistenz der einen Soldaten-Gruppe nicht auf genetischen Faktoren beruht, also nicht schicksalhaft vorherbestimmt ist.

Die Fähigkeit, trotz Stress gesund zu bleiben, nennt man Resilienz. Ein Forschungsgebiet, das in den vergangenen Jahren immens gewachsen ist. Denn der Wunsch, Menschen etwas resistenter gegen die Auswirkungen von Stress zu machen, besteht nicht nur bei den Betroffenen, sondern auch bei Arbeitgebern und Sozialkassen. Gesundheit und eine möglichst störungsfreie Leistungsfähigkeit sind schließlich für alle Beteiligten von Vorteil. Offensichtlich ist man sich einig, dass man an den Stressoren der modernen Welt nicht wirklich viel verändern kann und stattdessen lieber den Menschen besser auf den Umgang damit vorbereitet.

Was aber macht Menschen resilient? Die bisherige Forschung sagt: Ein Faktor ist die Überzeugung, seinen Stress bewältigen zu können. Aber auch eine generell optimistische Weltsicht und ein positiver Bewertungsstil fördern die Resilienz. Wem es also gelingt, sein Glas eher für halb voll als für halb leer zu halten, wird auch in stressigen Situationen noch positive Aspekte oder sogar Chancen sehen und reduziert damit sein Risiko, krank zu werden. Auch die Fähigkeit, Hilfe von außen anzunehmen und eine gute soziale Vernetzung wirken sich positiv auf die Stressresistenz aus.

Resilienz ist dabei keineswegs eine angeborene Eigenschaft, sondern das Produkt von Anpassungs- und Lernprozessen, die man im Laufe des Lebens durchmacht. Gar keinen Stress zu haben, ist für die Resilienz genauso abträglich, wie eine ständige Überforderung durch immer neue Stressoren. Es scheint wie so oft im Leben zu sein, dass ein gesundes Maß an Belastungen, und das heißt auch an negativen Erfahrungen, notwendig ist, um innere Denk- und Verhaltensmuster auszubilden, die einen vor übermäßigen Stressreaktionen schützen. Der Mensch lernt so, sich mit Stress und negativen Erfahrungen auseinanderzusetzen und diese abzuwehren.

## WAS SIE AUS DIESEM KAPITEL MITNEHMEN KÖNNEN:

1.
Stress hat vielfältige Ursachen, die sich in der modernen Zivilisation deutlich von denen in der Frühgeschichte der Menschheit unterscheiden.

2.
Ob eine Situation als belastend empfunden wird, hängt von der inneren Einstellung ab.

3.
Die Fähigkeit, gut mit Stress umgehen zu können und nicht krank zu werden, nennt man Resilienz.

4.
Resilienz ist keineswegs eine angeborene Eigenschaft, sondern das Produkt von Anpassungs- und Lernprozessen.

# 3

# SCHLECHT HÖREN KANN ICH GUT

# OHREN AUF BEIM HNO-ARZT: UNTERSUCHUNGSMETHODEN

## Messung des Hörvermögens

In Zeiten der Hightechmedizin kann man sich fast nicht mehr vorstellen, wie Ärzte früher untersucht haben. Um herauszufinden, wie gut ihr Patient hört, lasen HNO-Ärzte ihm früher Zahlen vor: »Siebzehn, vierundfünfzig, achtundsechzig, zwölf«. Die zufällige Reihenfolge der Zahlen musste der Patient dann nachsprechen. Zumindest das, was er verstanden hatte. Nach einigen Zahlen ging der Arzt ein Stück weiter vom Patienten weg – so lange, bis dieser die Zahlen nicht mehr korrekt nachsprechen konnte. Der Abstand vom Patientenohr zum Untersucher wurde dann als Maßstab für die Hörfähigkeit genommen.

Heute gehen Mediziner bei der Überprüfung des Hörvermögens, der Audiometrie, deutlich objektiver und technischer vor. Wer wissen will, wie gut er noch hört, kann sein Hörvermögen gleich auf mehrere Weisen testen lassen.

## Tonaudiometrie

Für die Tonaudiometrie bittet der Arzt seinen Patienten in eine schallarme Kabine und setzt ihm einen Kopfhörer auf. Über diesen bekommt der Patient Töne zwischen 250 und 8.000 Hertz in ansteigender Lautstärke vorgespielt. Sobald er den Ton hört, muss er auf einen Knopf drücken. So entsteht für jedes Ohr eine Hörkurve. Diese wird verglichen mit der Hörschwelle eines normal hörenden Jugendlichen, die als Referenzwert dient. Eine Abweichung von der Referenzkurve zeigt an, dass der Patient schlechter hört. So kann der Untersucher auf einen Blick Aussagen über das individuelle Hörvermögen machen. Bei dieser ersten Messung wird sowohl die Mittelohr- als auch die Innenohrfunktion überprüft, da der Schall wie gewöhnlich das Ohr über die Luft erreicht.

Um nur die Innenohrfunktion zu messen, wird die Untersuchung anschließend noch einmal mit einem Knochenleitungskopfhörer durchgeführt, bei dem der Schall direkt auf den Knochen hinter dem Ohr übertragen wird. Dadurch erreicht er das Innenohr direkt unter Umgehung des Mittelohres. Auf diese Weise kann man feststellen, ob es sich bei einer Schwerhörigkeit um eine Mittel- oder Innenohrschwerhörigkeit handelt.

Liegen die Kurven der beiden Untersuchungen übereinander, ist das Mittelohr gesund. Weichen die Kurven voneinander ab, sprechen Mediziner von einer Schallleitungsschwerhörigkeit, da das Mittelohr den Schall nicht vollständig ans Innenohr weiterleitet.

## Sprachaudiometrie

Da Hören und Verstehen nicht unbedingt dasselbe sind, führt man zusätzlich zur Tonaudiometrie noch eine Sprachaudiometrie durch, bei der nicht mit Tönen, sondern mit Zahlworten und Einsilbern getestet wird, die der Patient nachsprechen muss. Auch hier ergeben sich Kurven, aus denen man Rückschlüsse auf das Hörvermögen ziehen kann. Da das Verstehen von Sprache wichtiger ist als das von Tönen, wird der prozentuale Hörverlust, also das Ausmaß der Hörschädigung, schließlich aus dem Sprachaudiogramm errechnet. Dies ist vor allem versicherungsrechtlich relevant, wenn beispielsweise eine Berentung aufgrund einer Lärmschwerhörigkeit ansteht oder nach einem Unfall ein Hörverlust zurückbleibt, der von der privaten Unfallversicherung entschädigt werden muss.

Eine Variante der Sprachaudiometrie ist das Testen im Störschall. Diese Untersuchung wird überwiegend von Akustikern durchgeführt, um das Hören unter realen Bedingungen zu testen. Hier wird noch mehr als bei der Sprachaudiometrie die Funktion der zentralen Hörverarbeitung untersucht, da sie ja nicht nur die sprachlichen Informationen verstärken, sondern auch die Störgeräusche unterdrücken soll. Wir erinnern uns, der Thalamus lässt eher menschliche Sprache als andere Geräusche zum Großhirn durch.

Bei Kindern sind übrigens andere spezielle Untersuchungsmethoden erforderlich, da die kognitiven Fähigkeiten für eine Ton- oder Sprachaudiometrie erst ab dem vierten Lebensjahr gegeben sind. Bei kleineren Kindern testen daher speziell für kindliche Hör- und Sprachentwicklungsstörungen ausgebildete Ärzte, die Pädaudiologen. Sie beurteilen das Hörvermögen mithilfe von kindgerechten, spielerischen Untersuchungsmethoden.

## Ohrmikroskopie

Bei all den Hörprüfungen, die wir bis hierher besprochen haben, ist das Ergebnis davon abhängig, wie der Patient sich verhält und wie er bei den Untersuchungen mitmacht. Es gibt aber auch Varianten, die rein objektiv untersuchen, wie gut das Hörvermögen ist.

Die einfachste Untersuchungsmethode ist die Ohrmikroskopie. Der HNO-Arzt erkennt hierbei Verstopfungen des Gehörgangs durch Ohrenschmalz oder Fremdkörper. Er sieht Entzündungen des äußeren Ohres oder Mittelohrprobleme. In vielen Fällen lässt sich so die Ursache für eine Hörminderung schnell erkennen und beseitigen.

## Impedanzmessung

Dann gibt es die Impedanzmessung. Sie lässt Aussagen über die Mittelohrfunktion zu. Bei der Messung wird zuerst ein Über- und anschließend ein Unterdruck im Gehörgang erzeugt. Hierdurch verändert sich die Spannung des Trommelfells, wie wir auf Seite 40 bereits erfahren haben. Gibt man nun einen Ton in den Gehörgang, wird dieser im Verlauf der Untersuchung durch die wechselnde Trommelfellspannung unterschiedlich stark reflektiert. Daraus lässt sich ablesen, ob das Mittelohr gut belüftet und das Trommelfell schwingungsfähig ist.

## Stapediusreflex-Prüfung

Sie erinnern sich sicher noch an den Steigbügel, das Gehörknöchelchen, das die Schallwelle an das Innenohr weitergibt. An diesem kleinen Knochen setzt auch ein Muskel an. Er ist dafür zuständig, die Bewegung des Steigbügels (Stapedius) etwas abzumildern, wenn der Ton viel zu laut für das menschliche Gehör ist. Ein Muskelreflex, der das Innenohr schützen soll. Diese Kontraktion des Muskels kann man ebenfalls mit technischen Apparaten provozieren und messen. Man nennt diese Untersuchung Stapediusreflex-Prüfung. Bei einer Verknöcherung der Steigbügel-Fußplatte, der Otosklerose, lassen sich keine Stapediusreflexe nachweisen.

**Otosklerose**

*Bei der Otosklerose kommt es aus noch unbekannten Gründen zu einer chronischen Entzündung im Bereich der Fußplatte der Gehörknöchelchen, die zu einer zunehmenden Unbeweglichkeit des Steigbügels führt. Die Schallwellen werden dadurch immer weniger vom Mittelohr auf das Innenohr übertragen und es kommt zu einer langsam fortschreitenden Mittelohrschwerhörigkeit. Mithilfe einer Operation, bei der der Steigbügel durch eine Prothese ersetzt wird, lässt sich das Hörvermögen wieder normalisieren. Aufgrund der dabei notwendigen, vorübergehenden Eröffnung des Innenohres besteht allerdings ein, wenn auch sehr geringes, Ertaubungsrisiko.*

## Messung der otoakustischen Emissionen

Eine besonders raffinierte Untersuchung ist die Messung der otoakustischen Emissionen, die auch als Neugeborenen-Hörscreening eingesetzt wird. Als otoakustische Emissionen bezeichnet man die Schallwellen, die die äußeren Haarzellen durch die Schwingung ihrer Sinneshärchen erzeugen und die vom Innenohr rückwärts über das Mittelohr nach außen abgestrahlt werden. Diese Schwingungen spielen eigentlich in unserem Alltag keinerlei Rolle. Mit hochempfindlichen Mikrofonen und Geräten, die extrem geringe Schalldruckpegel aufnehmen können, kann man diese Schwingungen aber messen und aus den Umgebungsgeräuschen herausrechnen.

Erstmalig gelang dies 1978 dem Physiker David Thomas Kemp. Seitdem hat sich das Verfahren zu einer Routineuntersuchung entwickelt, mit der die Funktion der äußeren Haarzellen frequenzspezifisch und unabhängig von der Mitarbeit des Patienten bestimmt werden kann. Man erhält so einen objektiven Hörtest, der eine sehr gute Einschätzung der Innenohrfunktion erlaubt. Bei der Messung bekommt der Patient einen Stöpsel ins Ohr, der den Gehörgang luftdicht verschließt und den Störschall reduziert. Über den Stöpsel gibt man einen Sinuston ins Ohr. Dieser wird vom Mittelohr zum Innenohr weitergeleitet und erzeugt dort eine Wanderwelle, die an der für seine Frequenz zuständigen Stelle ein Maximum erreicht und die Stereozilien der äußeren Haarzellen auslenkt. Die Auslenkung der Sinneshärchen erzeugt ebenfalls eine winzige Bewegung der umgebenden Flüssigkeit, deren Intensität allerdings um den Faktor 1:1.000.000 geringer ist als der ins Ohr gegebene Ton. Die winzige Welle setzt sich in alle Richtungen fort und erreicht so auch den Steigbügel, wodurch dieser in sehr kleine Schwingung versetzt wird. Über das Mittelohr findet diese Bewegung ihren Weg über das Trommelfell in den Gehörgang, wo sie von dem hochempfindlichen Mikrofon zusammen mit den Umgebungsgeräuschen aufgenommen wird. Anhand aufwendiger Verfahren rechnet die nachgeschaltete Software dann den Anteil des Schalls heraus, der durch die Schwingung der Sinneshärchen erzeugt wurde.

## Hirnstammaudiometrie (BERA)

Im Innenohr wird der Schall in elektrische Impulse umgewandelt, die über den Hörnerv zum Gehirn weitergeleitet werden. Wie bei einem EEG lassen sich diese Ströme im Bereich des Hörnervs und des Hirnstamms messen.

Dazu werden Elektroden an der Stirn angebracht und dem Patienten werden Klicksignale in kurzen, gleichmäßigen Abständen vorgespielt. Auch hier muss die Software wieder die durch die Klickreize provozierten elektrischen Impulse aus dem Grundrauschen des Gehirns herausrechnen. Man erhält dadurch eine typische Kurve über die Aktivität im Gehirn. Abweichungen von dieser Kurve deuten auf neurologische Störungen hin, denen man dann in weiteren Untersuchungen, etwa mit einem CT oder MRT nachgehen muss.

**Untersuchungsverfahren im Überblick**

| System | Untersuchung | Mögliche Schädigung |
|---|---|---|
| *Gehörgang* | *Ohrmikroskopie* | *Ohrenschmalz (Cerumen)*<br>*Gehörgangsentzündung* |
| *Mittelohr* | *Ohrmikroskopie*<br>*Impedanzmessung*<br>*Messung der Stapediusreflexe*<br>*Ton-, Sprachaudiometrie* | *Trommelfellperforation*<br>*Tubenkatarrh*<br>*Paukenerguss*<br>*Mittelohrentzündung*<br>*Otosklerose* |
| *Innenohr* | *Otoakustische Emissionen*<br>*Ton-, Sprachaudiometrie* | *Schwerhörigkeit* |
| *Hörnerv, Hirnstamm* | *BERA (Hirnstammaudiometrie)* | *Akustikusneurinom*<br>*Multiple Sklerose* |
| *Zentrale Hörverarbeitung* | *Sprachaudiometrie im Störschall*<br>*Bildgebende Verfahren (CT, MRT)* | *Zentrale Hörstörung*<br>*Tumor*<br>*Degenerative Veränderungen*<br>*Durchblutungsstörung* |

## WAS SIE AUS DIESEM KAPITEL MITNEHMEN KÖNNEN:

1.
Die verschiedenen Phasen des Hörvorgangs lassen sich mit subjektiven und objektiven Hörtests überprüfen.

2.
Dabei kann man Untersuchungen des Mittelohres, des Innenohres sowie des Hör- und Gleichgewichtsnervs unterscheiden.

3.
Mit der Messung der otoakustischen Emissionen kann man auch schon die Hörfähigkeit von Neugeborenen bestimmen.

4.
Die einfachste und häufigste Untersuchubgsmethode ist die Ohrmikrospokie. Damit betrachtet der Arzt den Gehörgang und kann feststellen, ob eine Mittelohrentzündung oder eine Verstopfung des Gehörgangs, etwa durch Ohrenschmalz, vorliegt.

5.
Da Innenohrschäden die häufigste angeborene Funktionsstörung beim Menschen sind, ist das Neugeborenen-Hörscreening Teil der gesetzlich vorgesehenen Vorsorgeuntersuchungen beim Kinderarzt.

# STÄNDIG KRACH: VIEL LÄRM UM NICHTS?

## Eine Lärmdefinition

Wir haben schon einmal weiter vorne in diesem Buch über das Wort Alarm gesprochen, das aus dem Italienischen kommt und aus der Zeit stammt, als Soldaten zum Dienst gerufen wurden. Ein Alarm steht auch immer am Beginn einer Stressreaktion in unserem Körper. Da ist es doch geradezu bezeichnend, dass auch das Wort Lärm vom Wort Alarm abstammt. Die Verbindung zwischen lauten Geräuschen und Stress im Organismus spiegelt sich also schon in der Sprache wider.

Schlägt man in Wörterbüchern nach, findet man Lärm häufig definiert als »lautes, unerwünschtes Geräusch«. Darin steckt auch, was wir in den vorherigen Kapiteln betrachtet haben: Geräusche nimmt nicht jeder gleich wahr, sondern ob sie unerwünscht oder gewollt sind, hängt immer von deren Bewertung ab. Neben dem vegetativen Nervensystem, das für die Stressreaktion verantwortlich ist, spielen also auch die Amygdala und der Hippocampus, die für die Bewertung von Sinneseindrücken zuständig sind, eine Rolle. Das zeigt sich sehr gut am Beispiel von lauter Musik. Was den einen emotional anregt und entspannt, regt den anderen auf und führt zu einer vermehrten Anspannung.

Was man aber allgemein für das Lärmempfinden des Menschen festhalten kann, ist, dass wir Menschen natürliche Geräusche wie das Rascheln des Windes in den Bäumen oder das Plätschern eines Baches selbst dann nicht als

Lärm empfinden, wenn es ziemlich laut ist. Im Laufe der Evolution hat die Amygdala im Zwischenhirn offensichtlich abgespeichert, dass diese Geräusche keine Gefahr darstellen.

Bei Zivilisationsgeräuschen ist das etwas anderes. Sie sind evolutionär gesehen sehr jung. Die Amygdala bewertet sie immer noch als potenzielle Gefahr und löst folgerichtig eine Stressreaktion aus. So können wir uns an die Geräusche von Verkehr, Fabriken und elektronischen Medien zwar gewöhnen, sodass sie nicht mehr die ganze Zeit bewusst wahrgenommen werden. Stress lösen sie aber trotzdem aus und genau das macht sie zu Lärm.

Lärm ist also eine spannende Sache und ein Phänomen unserer Zeit. Ein großes Problem dabei ist, dass die Stressreaktionen des Körpers auf Lärm heute meistens ins Leere laufen. Man kann dem Lärm heute kaum entfliehen und man kann ihn als Einzelner auch nur schlecht bekämpfen. »Fight-or-Flight« führt also in der Regel nicht zum gewünschten Ziel, nämlich endlich mal wieder Ruhe zu haben. Dadurch baut sich aber nach und nach Anspannung im Körper auf.

## Eine kurze Geschichte des Lärms

Viele Millionen Jahre lang herrschte relativ viel Ruhe auf unserem Planeten. Vögel zwitscherten, Wasser plätscherte und der Wind flüsterte in den Bäumen. Nur ab und zu brüllte ein Raubtier, donnerte ein Gewitter oder trampelte eine Herde Büffel über das Weideland. Dann kam der Mensch und mit ihm ganz langsam die Zivilisation.

Die ersten Geräte, die die akustische Umwelt der Menschheit geprägt haben, waren Mühlen, in denen das geerntete Korn der sesshaft gewordenen Menschen gemahlen wurde. Auch Schmiede brachten mit ihren Hämmern eine neue Geräuschkulisse in den Alltag der Menschen. Später kam das Rattern von Kutschen und Holzwägen hinzu, um landwirtschaftliche Produkte, Baumaterialien oder Soldaten zu transportieren.

Lärm entstand auch auf den Schlachtfeldern, bei fürstlichen Festen und beim Läuten der Kirchenglocken, die spätestens seit dem Mittelalter zur charakteristischen Akustik in Europa gehören. Lange war es das Privileg der Mächtigen, sich mit Böllern, Blasmusik und Glockenläuten Gehör zu verschaffen und so auch akustisch ihren Herrschaftsanspruch gegenüber den Untertanen und Hörigen zu untermauern.

Mit der Renaissance änderten sich die akustischen Verhältnisse nachhaltig. In den größer werdenden Städten trafen nicht nur immer mehr Menschen, sondern auch immer mehr Geräusche aufeinander. Die eng stehenden Häuser und gepflasterten Straßen wirkten als zusätzliche Schallverstärker. Der Lärm der Werkstätten, das Rattern der Fahrzeuge und das Geschrei der Händler vermischten sich zu einem typischen städtischen Klangbild.

Die Erfindung des Webstuhls, der Dampfmaschine und einer endlosen Reihe weiterer, unglaublich viel Krach produzierender Maschinen und Industrieanlagen prägten dann die Geräuschkulisse des Industriezeitalters seit dem 18. Jahrhundert. Ohne Rücksicht auf Menschen und Natur wurden neue Maßstäbe (nicht nur) im Bereich der akustischen Umweltverschmutzung und gesundheitlichen Ausbeutung ganzer Bevölkerungsschichten gesetzt.

Mit der Elektrifizierung und der Erfindung von Auto und Radio veränderte sich das Klangbild weiter. Erst mit dem Niedergang der Schwerindustrie in den 70er-Jahren des 20. Jahrhunderts ließ der Lärm im Alltag der Menschen in Industrienationen wie vielfach in Europa etwas nach. Die Rauchschwaden über den Industrieregionen verschwanden zunehmend und interessanterweise wurden genau zu diesem Zeitpunkt die ersten Lärmschutzbestimmungen in den Betrieben eingeführt.

Was man allerdings die Jahre davor ohne Rücksicht auf Verluste angerichtet hatte, das wurde den Menschen im ganzen Ausmaß erst in den 1980er-Jahren bewusst. Lärm- und Umweltschäden zeigten sich immer deutlicher. Dennoch nahm der Verkehr weiter zu. Autos, Züge und Flugzeuge wurden mit zunehmender Globalisierung immer wichtiger und die damit verbundenen akustischen Emissionen ließen in urbanen Gebieten immer weniger Platz für die ursprünglichen Klänge der Natur.

Das Informationszeitalter und die zunehmende Digitalisierung heute produzieren zwar lange nicht mehr so viel Lärm wie noch die Fabriken des Industriezeitalters, aber Ruhe bringen sie uns trotzdem nicht.

Bei den Lärmursachen stehen trotz der Lärmschutzmaßnahmen der letzten Jahre Verkehrsgeräusche an erster Stelle. 75 Prozent der Deutschen fühlen sich nach einer Umfrage des Umweltbundesamtes aus dem Jahr 2018 zumindest zeitweise durch Straßenverkehrslärm belästigt, jeder Dritte durch Bahn- oder Fluglärm. Geräusche also, zu denen wir alle mehr oder weniger beitragen.

An zweiter Position stehen nach dieser Umfrage die Nachbarn. Immerhin 60 Prozent geben an, dass ihre Nachbarn störenden Lärm produzieren würden. Der Rasenmäher nebenan ist eben immer unangenehmer als der eigene. Alles eine Frage der Perspektive.

Auf Platz drei der lästigsten Lärmquellen folgt Industrie- und Baustellenlärm. Hiervon sind vor allem die Arbeiter vor Ort, häufig aber auch Anwohner betroffen. Insgesamt 42 Prozent fühlen sich hierdurch gestört.

## Wann ist Lärm schädlich?

Auch wenn sich drei von vier Deutschen nach Auskunft des Umweltbundesamtes durch Lärm belästigt fühlen, nehmen wir ihn meistens gar nicht mehr bewusst wahr. Er gehört zum Alltag und bildet vor allem in städtischen Bereichen die natürliche Geräuschkulisse. Ist Lärm also vielleicht gar nicht so schlimm? Das wäre ein gefährlicher Trugschluss, denn die gesundheitlichen Folgen von Lärm sind immens. Die Weltgesundheitsorganisation WHO veröffentlichte im Frühjahr 2011 eine Studie, in der Lärm nach der Luftverschmutzung auf den zweiten Platz der krank machenden Umweltfaktoren kommt. Und die EU-Kommission schätzt die Kosten durch Lärmfolgen in der Europäischen Union auf 40 Milliarden Euro jährlich. Dazu zählen Behandlungskosten ebenso wie Kosten für Arbeits- und Berufsunfähigkeit wegen Schwerhörigkeit, Tinnitus oder Stressfolgen.

Diese Zahlen sprechen für sich, und die Studienlage ist eindeutig: Lärm macht krank. Dennoch sind sich die meisten Betroffenen gar nicht bewusst, dass sie durch Lärm krank geworden sind. Das liegt daran, dass die gesundheitlichen Folgen in der Regel nicht sofort auftreten, sondern sich schleichend über viele Jahre entwickeln.

Wie krank Lärm uns macht, hängt vor allem von der Lautstärke ab. Diese wird bei Umgebungsgeräuschen nicht in Dezibel (dB), sondern in dB(A) angegeben, wie wir oben schon erläutert haben. Je lauter der Lärm ist, desto schädlicher wird er. So ist bereits ab 45 dB(A), das entspricht in etwa Zimmerlautstärke, die normale Konversation erschwert und es kann zu Konzentrationsstörungen kommen. Ab 55 dB(A) empfindet man Lärm als störend und Lernvorgänge werden erschwert. Ab 65 dB(A) lassen sich erste körperliche Stressfolgen wie Pulsbeschleunigung und Blutdruckanstieg beobachten. Längere Lärmeinwirkungen oberhalb von 85 dB(A) führen zu einer direkten Schädigung der empfindlichen Haarzellen im Innenohr. Bei Lautstärken oberhalb von etwa 115 dB(A) kann es bereits nach kurzer Einwirkungszeit zu bleibenden Hörschäden kommen.

Wir können also beim Thema Lärm eine direkte Schädigung des Innenohres von eher mittelbaren Folgen, vor allem durch lärmbedingte Stressreaktionen, unterscheiden. Im ersten Fall kommt es zur Entwicklung von Hörschäden und Tinnitus, bei Lärmfolgen, die nicht das Ohr direkt betreffen, leidet das Schlafverhalten, die Lernfähigkeit, das Herz-Kreislauf-System und die Psyche.

Der Schwerhörigkeit, die aufgrund von Lärm entsteht, wollen wir uns im nächsten Kapitel widmen. Zuvor noch ein Blick auf andere Lärmfolgen im Organismus.

## Gestörte Nachtruhe

Ein Drittel unseres Lebens verbringen wir schlafend. Und diese Zeit ist gut investiert, denn im Schlaf erholt der Körper sich von den Anstrengungen des Tages, und das Gehirn durchläuft verschiedene charakteristische Phasen, bis wir am nächsten Morgen ausgeruht erwachen. Erholsame Nachtruhe ist für unsere Leistungsfähigkeit und Lebensqualität unabdingbar. Umso schlimmer, wenn sie durch Lärm gestört wird.

Schon das Einschlafen gelingt bei lauten Umgebungsgeräuschen häufig schlechter, denn ähnlich wie der Wechsel von hell und dunkel unterstützt auch eine leisere Umgebung den natürlichen Schlaf-wach-Rhythmus. Umgekehrt gilt: Krach macht wach. Das bedeutet allerdings keineswegs, dass es vollkommen still sein muss. Denn Stille ist kein natürlicher Zustand für den Menschen. Ein paar natürliche Hintergrundgeräusche wie Wasser- oder Windgeräusche fördern das Einschlafen sogar, da sie dem Gehirn signalisieren, es ist alles in Ordnung, keine Gefahr droht. Man kennt das von Kindern, die im lautesten Trubel einschlafen können, wenn sie sich sicher fühlen. Oft werden sie eher bei Stille wach, wenn die vertrauten Geräusche fehlen. Auch hier spielt also die Bewertung der Geräusche eine große Rolle. Die Stimmen der Eltern signalisieren Sicherheit, das plötzliche Fehlen dieser Stimmen könnte dagegen eine Gefahr bedeuten.

Sind wir erst einmal eingeschlafen, beginnt für unser Gehör die aktivste Phase am Tag. Es wird hellwach und registriert jedes kleinste Geräusch, um uns vor drohenden Gefahren warnen zu können, da ja alle anderen Sinnesorgane nun auf Sparflamme laufen. Kommt es plötzlich zu Verkehrsgeräuschen, Musik oder sonstigem Krach, führt das zu einer Weckreaktion, die den Schlafrhythmus unterbricht. Passiert das regelmäßig, kommt es zu Durchschlafstörungen. Der Schlaf ist nicht mehr erholsam. Man fühlt sich am nächsten Morgen wie gerädert.

In einer der größten Lärmstudien der letzten Jahre, der *NORAH-Studie*, wurden etwa die gesundheitlichen Folgen von Fluglärm in der Umgebung des Frankfurter Flughafens untersucht. Bei über 200 Probanden wurden in mehreren aufeinanderfolgenden Nächten die Hirnströme, aus denen man das Schlafstadium ablesen kann, und die Lärmintensität direkt am Ohr gemessen. Die Messungen wurden einmal 2011 und dann noch einmal nach der Einführung eines Nachtstartverbotes 2012 vorgenommen. Die Ergebnisse waren eindeutig: Das Schlafverhalten besserte sich durch die Verringerung des Lärms. Durchschlafstörungen nahmen deutlich ab. Wie wichtig auch hier die emotionale Bewertung des Lärms, in diesem Fall des Fluglärms, ist, zeigte sich darin, dass Menschen, die eine sehr negative Einstellung gegenüber dem Fluglärm hatten, bei gleicher

Lärmbelastung durchweg schlechter schliefen als diejenigen, die den Lärm als nicht so gravierend einstuften.

Auch Straßenlärm stört die Nachtruhe empfindlich und verursacht Stressreaktionen. In der *Berliner Studie Umwelt und Gesundheit* zeigten Anwohner viel befahrener Straßen (Mittelwert über 24 Stunden >65 dB(A)) eine höhere nächtliche Ausschüttung des Stresshormons Noradrenalin als Anwohner ruhiger Straßen (Mittelwert über 24 Stunden <60 dB(A)). Das WHO European Centre für Environment and Health empfiehlt als nächtlichen Grenzwert 40 dB, um gesundheitliche Schäden zu verhindern und einen gesunden Schlaf zu ermöglichen.

**Schnarchen**

*Eine ganz besondere Form nächtlicher Lärmbelästigung ist ein schnarchender Partner. Immerhin ein Drittel der Deutschen schnarcht regelmäßig. Mittelstarke Schnarcher erreichen Lautstärken von 40 bis 60 dB(A), aber auch Werte von über 80 dB(A) sind möglich. Darüber hinaus sind Schnarchgeräusche unregelmäßig, was die Sache nicht besser macht. Im Gegenteil, ein konstantes Geräusch stört den Schlaf wesentlich weniger als Impulslärm.*

*Helfen regelmäßiges Wachrütteln und Ohrstöpsel dem nicht schnarchenden Partner nicht weiter, ist der Auszug aus dem Schlafzimmer der einzige Ausweg, um nachts wieder in den Schlaf zu finden. Die Schnarcher selbst werden durch den Lärm, den sie machen, nicht gestört, denn die Hörverarbeitung unterdrückt die eigenen Körpergeräusche.*

## Lärm stört das Lernen

Lernen ist eine der größten Leistungen unseres Gehirns. Ob wir Bewegungsabläufe trainieren, eine Sprache lernen oder unser Verhalten verändern, immer finden Umbauvorgänge im Gehirn statt, neuronale Verbindungen werden aufgelöst, ausgebaut oder bilden sich neu. Diese Fähigkeit des Gehirns, sich zu verändern – nennt man Plastizität. Vor allem bei Kindern ist sie sehr ausgeprägt, nimmt aber mit zunehmendem Alter allmählich ab, ohne jedoch jemals ganz verloren zu gehen, wie man bis vor kurzem noch glaubte.

Eine wichtige Rolle bei Lernvorgängen spielt der Hippocampus im Zwischenhirn. Wir hatten ihn schon häufiger in diesem Buch als Teil des limbischen Systems kennengelernt. Der Hippocampus steht eng mit der Hörverarbeitung in Kontakt und sorgt dafür, dass sprachliche Informationen kurzfristig abgespeichert werden können, beispielsweise damit man sich den Namen eines neuen Bekannten nach der Vorstellung merken kann oder im Unterricht das behält, was der Lehrer gerade erklärt hat.

Damit das reibungslos funktioniert, müssen allerdings zwei Voraussetzungen erfüllt sein. Erstens muss die Information ankommen, also verstanden werden und zweitens muss der Hippocampus ungestört seine Arbeit machen können. Beides ist aber bei einem hohen Lärmpegel, wie er in vielen Klassen herrscht, nicht gegeben. Vor allem kleinere Kinder haben damit ein Problem. Bei häufig mehr als 55 dB(A) Dauerschallpegel und zusätzlichen Halleffekten in den Klassenräumen reichen ihre sprachlichen und kognitiven Fähigkeiten nicht aus, um Sprache problemlos aus dem Störlärm herauszufiltern. Das Zuhören wird anstrengender und die Konzentration lässt nach. Zusammen mit dem Stress durch den Lärm verhindert dies eine erfolgreiche Speicherung im Hippocampus.

Im Tierversuch konnte gezeigt werden, dass chronischer Lärm das Lernverhalten und Gedächtnis deutlich beeinträchtigt und sich die Konzentration von Botenstoffen im Hippocampus verändert.

Auch in der bereits erwähnten *NORAH-Studie* zu den Auswirkungen von Fluglärm auf die Anwohner des Frankfurter Flughafens ergab sich eine Verzögerung bei der Leseentwicklung von Zweitklässlern um zwei Monate bei einem um 20 dB erhöhten Dauerschallpegel. Andere Studien kommen zu dem Ergebnis, dass eine ungünstige Raumakustik in Klassenräumen zu einer Reduktion der Gedächtnisleistung von bis zu 20 Prozent führt.

Aus diesem Grund empfiehlt die WHO in ihren »Guidelines for Community Noise« von 2011 einen Schallpegel von maximal 35 dB(A) in Schulen und eine Reduktion der Halleffekte.

## Herz-Kreislauf-Erkrankungen

Bei Lärm werden aufgrund des Stresses, den er erzeugt, Adrenalin und Cortison ausgeschüttet, das Herz-Kreislauf-System wird damit aktiviert. Daher ist es naheliegend, dass Herz-Kreislauf-Erkrankungen die Folge einer erhöhten Lärmbelastung sein könnten. Mediziner und Forscher sind sich da auch sicher, allerdings ist der wissenschaftliche Nachweis dafür nicht ganz so leicht zu führen. Zu viele andere Faktoren wie Ernährung, Bewegung, Vorerkrankungen oder Rauchen spielen bei der Entstehung von Herz-Kreislauf-Erkrankungen ebenfalls eine Rolle. Es handelt sich beim Beweis dieses Zusammenhangs schlichtweg um ein methodisches Problem. Aber es gibt eindeutige Hinweise. Im Jahr 2019 wertete ein Team von Wissenschaftlern alle bisherigen Studien zum Thema »Fluglärm und Schlaganfall« aus und veröffentlichte die Ergebnisse in einem Artikel im *Deutschen Ärzteblatt.* Die kritische Auswertung der Studien ergab eine Erhöhung des Schlaganfallrisikos um den Faktor 1,3 bei einem Anstieg des mittleren Fluglärmpegels um 10 dB. Das klingt auf den ersten Blick nicht viel, bestätigt aber eindeutig, dass Lärm ein eigenständiger Risikofaktor für ernsthafte Herz-Kreislauf-Erkrankungen ist. Auch die bereits erwähnte *NORAH-Studie* zeigte einen direkten Zusammenhang zwischen der Lärmbelastung, vor allem durch Fluglärm, und einer Herzschwäche.

## Psychische Auswirkungen von Lärm

Ebenfalls auf die körpereigene Stressreaktion zurückzuführen sind die psychischen Auswirkungen, die Lärm hat. Neben der Lautstärke spielt hier wieder die subjektive Bewertung des Geräusches eine wichtige Rolle. Laute Musik im eigenen Wohnzimmer löst weniger Stress aus als eine fröhliche Party im Stockwerk über uns.

Sind wir dauerhaften »unerwünschten« Geräuschen ausgesetzt, sind wir angespannter, genervter und schneller gereizt. Da Stress wiederum dazu führt, dass die Hörverarbeitung immer weniger Störgeräusche filtert, wird man außerdem immer hellhöriger bis hin zu einer allgemeinen Geräuschüberempfindlichkeit.

Für viele Forscher überraschend war der Zusammenhang zwischen Lärm und Depression, der in der *NORAH-Studie* nachgewiesen wurde. Erstmals konnte hier belegt werden, dass eine Zunahme von Verkehrsgeräuschen mit einer Häufung von Depressionen einhergeht. Das psychische Gleichgewicht scheint also durch Lärm nicht nur kurzfristig, sondern auch nachhaltig gestört zu werden.

## WAS SIE AUS DIESEM KAPITEL MITNEHMEN KÖNNEN:

1.
**Lärm kann in Abhängigkeit von der Lautstärke und Einwirkdauer das Innenohr schädigen und zu Hörschäden führen.**

2.
**Lärm beeinträchtigt die Konzentration und führt zu Stresssymptomen.**

3.
**Lärm zählt zu den häufigsten krankmachenden Umweltfaktoren.**

4.
**Lärm kann zu Depressionen führen.**

# LAUT, LAUTER, ZU LAUT: LÄRMSCHWERHÖRIGKEIT

## Lautstärke und Einwirkdauer

Lärm schädigt die Ohren, unabhängig davon, ob er als angenehm oder unangenehm empfunden wird. Daran lässt sich nichts schönreden. Das konnte jeder schon mal spüren, der auf einem lauten Konzert oder in einer Diskothek war. Schon auf dem Nachhauseweg, so schön es auch gewesen sein mag, fühlen sich die Ohren dumpf an und man hört mitunter ein konstantes Piepsen. Zum Glück erholt sich das Ohr davon in aller Regel, sodass das Hören am nächsten Tag wieder normal und der Tinnitus verschwunden ist. So glimpflich geht die Sache aber nicht immer aus. 1,3 Milliarden Menschen leiden weltweit nach Angaben der WHO an lärmbedingten Hörstörungen. Eine unfassbar große Anzahl.

Das Ausmaß der Hörstörung hängt von der Lautstärke und Dauer der Schalleinwirkung ab. Grob zusammengefasst kann man sagen: Je lauter ein Geräusch ist, desto kürzer braucht die Einwirkzeit sein, um einen dauerhaften Hörschaden zu verursachen. Die untere Grenze, bei der es gefährlich wird für unser Gehör, liegt bei 80 bis 85 dB(A). Hier kommt es bei einer täglichen, mehrjährigen Einwirkung bereits zu messbaren Schäden. Diese Bedingungen treffen auf viele Arbeitsplätze in der Industrie oder im Handwerk zu. Individueller Lärmschutz ist daher ab einer Lautstärke von 85 dB(A) gesetzlich vorgeschrieben.

Bei 115 dB(A), das ist ein Wert, der bei Rockkonzerten oder in der Nähe von Lautsprecherboxen erreicht werden kann, genügt sogar nur eine Minute, um das Innenohr zu schädigen (siehe auch die Abbildung auf Seite 128).

Unabhängig von Lautstärke und Einwirkdauer entscheidet auch die genetische Empfindlichkeit der Ohren über das Ausmaß der Schädigung. So gibt es Menschen, die auch nach jahrzehntelanger Lärmbelastung nur eine geringfügige Schwerhörigkeit entwickeln. Andere brauchen dagegen bei gleicher Lärmbelastung schon nach wenigen Jahren ein Hörgerät.

**Großstädter hören schlechter**

*Eine Auswertung der Hörtest-App Mimi zeigt mit erschreckender Deutlichkeit, wie sich dauerhafter Lärm auf das Hörvermögen auswirkt. Anhand der Auswertung von über 200.000 Hörtests weltweit konnte eindeutig belegt werden, dass sich der Lärm in Städten negativ auf das Hörvermögen auswirkt. Vergleicht man das tatsächliche Hörvermögen der Stadtbewohner aus der Studie mit ihrem eigentlich altersentsprechend zu erwartenden Hörvermögen, weichen die beiden Daten erheblich voneinander ab.*

*Spitzenreiter in dieser traurigen Hitparade ist Neu-Delhi mit einem Höralter von +19,34 Jahren. Das bedeutet, das Hörvermögen eines 30-Jährigen entspricht dort dem eines fast 50-Jährigen. Es folgen Istanbul mit +18,33 Jahren, Madrid mit +16,26 Jahren und Rom mit +15,26 Jahren. Der deutsche Spitzenreiter ist Frankfurt am Main mit +12,78 Jahren.*

# Zusammenhang Einwirkdauer Schalldruck und Entstehung von Lärmschwerhörigkeit

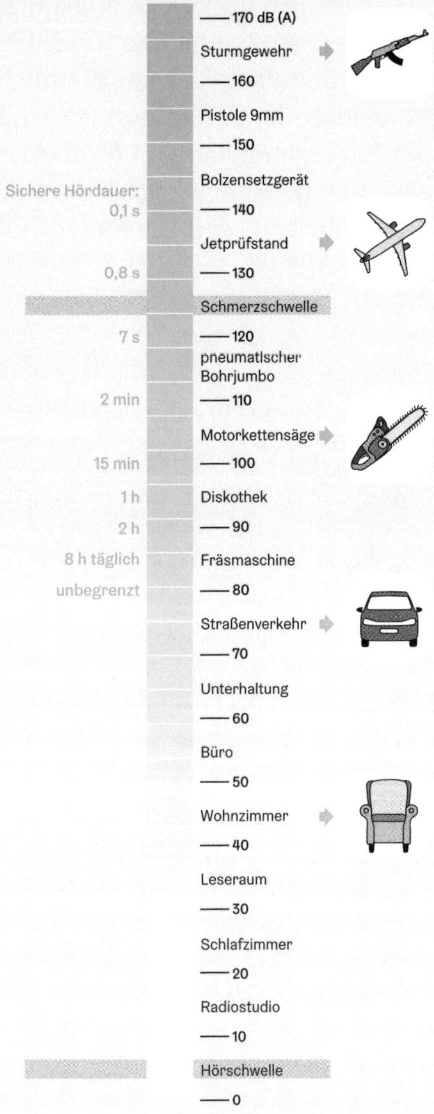

Aus Tierversuchen weiß man, dass für den Hörverlust bei der Lärmschwerhörigkeit vor allem eine Schädigung der äußeren Haarzellen verantwortlich ist. Wie es dazu kommt, das hat unterschiedliche Ursachen, die wir uns nun etwas genauer ansehen wollen.

## Veränderungen des Zellstoffwechsels

Durch die lang andauernde Stimulation der äußeren Haarzellen bei Lärm verändern sich verschiedene Prozesse in der Zelle. Unter anderem strömen Salze in die Zelle und sogenannte Sauerstoffradikale vermehren sich. Werden diese Prozesse nicht rechtzeitig gestoppt, kommt es zu einer allmählichen Zerstörung der Zellmembran und einem Zerfall der Erbinformationen. Über kurz oder lang führt das zum Tod der Zelle. Da äußere Haarzellen nicht nachwachsen, bedeutet das einen irreversiblen Hörverlust.

## Durchblutungsstörungen

Kurzfristig führt Lärm zwar zu einer Durchblutungsverbesserung des Innenohres, da dieses durch die stärkere Inanspruchnahme mehr Energie und Sauerstoff verbraucht. Bei anhaltendem Lärm schlägt das aber relativ schnell ins Gegenteil um. Die Durchblutung lässt nach, Kapillargefäße verengen sich und die Fließeigenschaften des Blutes verschlechtern sich zusehends durch eine Verklumpung der roten Blutkörperchen. Sauerstoffmangel und eine zunehmende Schädigung der äußeren Haarzellen sind die Folge.

## Mechanische Schäden

Wir haben ja im Kapitel *Die perfekte Welle* gesehen, dass die äußeren Haarzellen vor allem dafür zuständig sind, die Wanderwelle im Innenohr zu verstärken, um dadurch die Stereozilien der inneren Haarzellen bereits bei geringen Lautstärken auszulenken. So ist es uns möglich, auch sehr leise Töne zu hören.

Kommt es allerdings bei einer Lärmbelastung zu sehr lauten Geräuschen, ist es die Aufgabe der äußeren Haarzellen, den Schalldruck abzuschwächen, um die inneren Haarzellen zu schützen. Dabei kommen sie aber relativ schnell selbst an ihre Grenzen. Damit ihre Stereozilien nicht durch die Wucht der Wanderwelle geschädigt werden, wenden die äußeren Haarzellen einen Trick an: Die eigentlich starren Stereozilien werden vorübergehend weich und nachgiebig wie gekochte Spaghetti. Damit schützen sie sich zwar vor einem Abbrechen, können aber auch ihrer Aufgabe nicht mehr nachkommen, leise Geräusche zu verstärken. Normalerweise regenerieren sich die Stereozilien nach einiger Zeit wieder. Stehen sie aber ständig unter Lärmbeschuss, kann es passieren, dass sie in ihrem weichen Zustand verharren. Die Folge: Das Hörvermögen des Betroffenen lässt deutlich nach.

Für den Laien mag Schwerhörigkeit gleich Schwerhörigkeit sein, so ist es aber nicht. Durch audiometrische Untersuchungen kann man die Ursachen einer Schwerhörigkeit klar erkennen. Auch die Lärmschwerhörigkeit hat charakteristische Merkmale, die sie von anderen Schwerhörigkeiten unterscheidet.

So werden bei der Lärmschwerhörigkeit vor allem die hohen Frequenzen um 4 kHz geschädigt. Erst bei sehr langer Lärmexposition oder einem extrem lauten Lärmtrauma werden auch die mittleren und tiefen Frequenzen geschädigt.

Ein weiteres Charakteristikum ist der Lautheitsausgleich, das sogenannte »Rekruitment«. Dieses beruht ebenfalls darauf, dass die äußeren Haarzellen leise Geräusche aktiv verstärken, während sie laute Geräusche aktiv abschwächen. Leise Töne erscheinen dadurch lauter als sie sind und laute leiser. Bekommt man zwei unterschiedlich laute Töne vorgespielt, erscheint der Lautheitsunterschied also geringer als er eigentlich ist. Das ist bei einer Lärmschwerhörigkeit anders: Hier hört man durch den Wegfall der äußeren Haarzellen den Lautheitsunterschied der beiden Töne so wie er ist. Man hört also scheinbar besser als ein Hörgesunder, aber eben nur scheinbar. Bevor die Messung der otoakustischen Emissionen möglich wurde, bot die Überprüfung des Rekruitments die einzige Möglichkeit, einen äußeren Haarzellschaden nachzuweisen.

Während man also die Lautheit der Töne paradoxerweise besser wahrnehmen kann, nimmt die Fähigkeit, Tonhöhen zu unterscheiden, immer mehr ab. Dadurch leidet aber vor allem das Sprachverstehen, da es hier auf eine frequenzgenaue Übermittlung besonders ankommt.

## Knalltrauma

Von einem Knalltrauma spricht man, wenn eine sehr laute und kurze Schalleinwirkung einen Hörschaden verursacht. Ab etwa 125 dB(A) reicht eine Einwirkzeit von unter einer Sekunde, um einen dauerhaften Hörschaden zu verursachen. Als Ursache kommen Silvesterböller, Schüsse, herabfallende Metallteile, aber auch sich öffnende Airbags bei einem Auffahrunfall infrage. Der Schaden tritt sofort ein und kann sich innerhalb der ersten Wochen nach dem Ereignis wieder erholen. Wie bei der chronischen Lärmschwerhörigkeit sind in der Regel die Frequenzen um 4 kHz am stärksten betroffen, da die Haarzellen an dieser Stelle in der Hörschnecke am empfindlichsten gegenüber akustischen Schädigungen sind. Neben dem Hörverlust kommt es beim Knalltrauma auch häufig zu einem Tinnitus. Warum das so ist, werden wir uns im Kapitel über Tinnitus noch genauer ansehen.

Mit einer möglichst zeitnah eingeleiteten Cortisontherapie kann man versuchen, die Selbstheilungskräfte im Innenohr zu unterstützen. Je länger der Hörverlust allerdings besteht, desto schlechter stehen die Chancen auf eine vollständige Erholung.

## Berufliche Lärmschwerhörigkeit

Spätestens seit der Industrialisierung sind viele Arbeitsplätze mit Lärm verbunden. Die damit verbundenen Gefahren für die Gesundheit wurden allerdings lange Zeit ignoriert. Schwerhörigkeiten bei Fabrik- und Bauarbeitern waren deshalb weitverbreitet. Erst seit den 1970er-Jahren wurde individueller Lärmschutz in den Betrieben eingeführt. Heute gilt in Deutschland die »Verordnung zum Schutz der Beschäftigten vor Gefährdungen durch Lärm und Vibrationen«. Dort wird festgelegt, dass ab einem Tageslärmexpositionspegel von 85 dB(A) Gehörschutz getragen werden muss. Um verschiedene Lärmeinwirkungen in einem Berufsleben über einen längeren Zeitraum besser vergleichen zu können, wurde der Begriff der »effektiven Lärmdosis« eingeführt. Dieser errechnet sich aus den verschiedenen Lärmexpositionen, denen der Betreffende im Laufe seines Arbeitslebens ausgesetzt war.

Die berufliche Lärmschwerhörigkeit beginnt wie alle lärmbedingten Schwerhörigkeiten bei den hohen Frequenzen um 4 kHz; das bedeutet, Betroffene können Töne mit dieser Frequenz immer schlechter hören. Im Laufe der Zeit weitet sich die Schwerhörigkeit dann je nach Exposition und individueller Empfindlichkeit der Ohren auf immer mehr Frequenzen aus. In vielen Fällen entwickelt sich auch ein Tinnitus. Nach dem Ende der Lärmexposition schreitet eine Lärmschwerhörigkeit nicht fort, aber das Hören verschlechtert sich durch die normalen Alterungsprozesse.

Trotz intensiver Bemühungen um Lärmreduktion in den Betrieben, trotz individuellem Gehörschutz und trotz vermehrter Lärmpausen, in denen sich das Innenohr wieder erholen kann, war die berufliche Lärmschwerhörigkeit im Jahr 2018 mit knapp 7.000 anerkannten Fällen immer noch die häufigste Berufskrankheit in Deutschland.

## Schäden durch Freizeitlärm

Nicht viel besser als bei der beruflichen Lärmschwerhörigkeit sieht es bei den Hörschäden durch Freizeitlärm aus. Genau genommen steht es darum eigentlich noch schlechter, weil es viel weniger Regelungen gibt. Hier beginnt der sorglose Umgang mit Lärm schon im Kinderzimmer. Spielzeugpistolen, Trillerpfeifen und die Akustik von diversen multimedialen Geräten erreichen Spitzenpegel, die das empfindliche kindliche Gehör teilweise irreversibel schädigen. Im »Kinder-Umwelt-Survey«, das vom Bundesumweltamt in unregelmäßigen Abständen durchgeführt wird, wurde 2008 bei 12,8 Prozent der 1.048 getesteten Kinder zwischen 8 und 14 Jahren ein Hörverlust von mehr als 20 dB in den Frequenzen um 4 kHz festgestellt. Eine typische Lärmfolge.

Bei älteren Jugendlichen und jungen Erwachsenen ist es dann der Musikgenuss, der zu einer frühzeitigen Zerstörung der äußeren Haarzellen führt. So hören etwas mehr als zehn Prozent der 17-Jährigen ihre Musik mit einem Schallpegel von über 90 dB(A). In Konzerten oder Diskotheken liegen die Durchschnittspegel zwischen 102 und 107 dB(A), und in der Spitze werden sogar Werte von 125 dB(A) erreicht.

Weitere gesundheitsschädigende Lärmquellen in der Freizeit können diverse Werkzeuge und Maschinen (Motorsägen, Hämmer, Bohrer), Knallkörper oder Sportveranstaltungen sein. So erreichen die eine Zeit lang in Stadien beliebten Vuvuzelas deutlich über 120 dB(A). Direkt neben dem Ohr des Sitznachbarn kann das zu sofortigen Hörschäden führen.

## Lärmschutz

Im Laufe der Evolution hat unser Körper Mechanismen entwickelt, um das empfindliche Innenohr vor Lärmschäden zu schützen. Das fängt schon im Mittelohr an. Kleine Muskeln haben dort die Aufgabe, bei stärkerem Lärm die Notbremse zu ziehen (siehe auch Stapediusreflex, Seite 109) Durch eine reflektorische Anspannung versteifen sie die Gehörknöchelchenkette, wodurch weniger Schall zum Innenohr durchdringt. Bei einem plötzlichen Knall ist dieser Reflex jedoch zu langsam, sodass er zwar einen gewissen Schutz bei chronischem Lärm, aber nicht beim akuten Knalltrauma bietet.

Ein weiterer Schutzmechanismus ist die schon oben erwähnte Erweichung der Sinneshaare der äußeren Haarzellen. Aber auch diese Reaktion wirkt nur bei länger anhaltendem Lärm, nicht jedoch in einer akut lauten Situation wie einem Konzert.

Schließlich gibt es auch auf zellulärer Ebene Reaktionsmuster, die bei stressbedingten Stoffwechselveränderungen aktiviert werden und die Zelle vor dem programmierten Zelltod schützen. Hierbei spielen vor allem verschiedene Vitamine, Enzyme und Glutathion, ein zelleigenes Antioxidans eine Rolle. Die individuell unterschiedliche Ausprägung solcher zellulärer Schutzmechanismen sind wahrscheinlich auch bei der unterschiedlichen Empfindlichkeit der Zellen gegenüber Lärm entscheidend.

All diese natürlichen Mechanismen sind allerdings in der Regel zu schwach, um bleibende Schäden durch Lärm gänzlich zu verhindern. Das Phänomen Lärm ist wohl noch zu jung, als dass die Evolution des Menschen sich darauf schon eingestellt hätte. Und so bleibt uns wohl nichts anderes übrig, als vorsichtig mit unseren Sinneszellen im Innenohr umzugehen und sie soweit es irgend geht vor Lärmschäden zu bewahren. Und tatsächlich hat das Bewusstsein der Bevölkerung gegenüber den negativen gesundheitlichen Auswirkungen von Lärm in den letzten Jahren zugenommen und zu verschärften Lärmschutzbestimmungen für Straßen und neue Gebäude, Nachtflugverboten und zum Nachrüsten von hallenden Klassenräumen geführt.

Aber nicht nur die Politik ist gefordert, auch jeder von uns hat die Möglichkeit, etwas zu tun. Denn es ist wenig hilfreich, mit dem Finger auf die anderen zu zeigen. Umweltschutz fängt bei einem selbst an. Das gilt für die $CO_2$-Emissionen genauso wie für die akustische Umweltverschmutzung.

Was also tun? Meist ist das einfacher, als man denkt. Sehen wir uns dazu die lästigsten Lärmquellen noch einmal an: Verkehr und Nachbarn. Hier hat jeder von uns unmittelbar die Möglichkeit, Lärm zu reduzieren. Etwa durch das Vermeiden unnötiger Fahrten und das Nutzen öffentlicher Verkehrsmittel oder des Fahrrads. Auch das Einhalten von Ruhezeiten bei Gartenarbeiten oder beim Medienkonsum verringert nicht nur die eigene Lärmexposition, sondern verhindert auch Stress und verbessert das Verhältnis zum Nachbarn.

Beim Musikhören oder Fernsehen gilt: Qualität geht vor Quantität. Also lieber gute Kopfhörer oder Lautsprecher nutzen und bei mittlerer Lautstärke hören, als voll aufdrehen und damit die Ohren schädigen.

Wird es dennoch mal laut beim Konzert, im Stadion oder beim Arbeiten, sollte ein individuell angepasster Lärmschutz, etwa in Form von Gehörschutzkopfhörern, getragen werden. Die Investition lohnt sich, denn zerstörte Haarzellen wachsen nicht nach.

## WAS SIE AUS DIESEM KAPITEL MITNEHMEN KÖNNEN:

1.
Lärm führt zu verschiedenen Schäden am Innenohr.

2.
Eine Lärmschwerhörigkeit entsteht häufig durch berufliche Lärmeinwirkung oder Freizeitlärm.

3.
Betroffen von dieser Art der Schwerhörigkeit sind zuerst vor allem die Frequenzen um 4 kHz.

4.
Ein effektiver Lärmschutz wie etwa ein Gehörschutzkopfhörer kann helfen, Schäden durch beruflichen oder Freizeitlärm zu verhindern.

# WIE BITTE? SCHWERHÖRIGKEIT IN JEDEM ALTER

## Natürlich hörbare Frequenzen

Jetzt müssen Sie ziemlich tapfer sein. Dass mit steigendem Alter auch Gebrechen und Wehwehchen zunehmen, das mag man ja akzeptiert haben. Beim Hören beginnt dieser Alterungsprozess aber schon ab dem Moment, in dem wir das Licht der Welt erblicken. Von Geburt an gehen die empfindlichen Haarzellen im Innenohr kaputt und führen über kurz oder lang zu einem nachlassenden Hörvermögen. Nun können Sie selbst ausrechnen, wie lange Ihre Hörfähigkeit also schon altert – 30, 40, 70 Jahre?

Nach der Geburt muss die Hörverarbeitung sich zwar noch ein paar Jahre entwickeln und das Gehirn lernen, die Fülle der akustischen Informationen sinnvoll zu bewältigen, das Ohr aber hat den Höhepunkt seiner Leistungsfähigkeit praktisch mit der Geburt bereits überschritten. Vom Tag der Geburt an gehen zunächst die äußeren und später auch die inneren Haarzellen nach und nach verloren und wachsen auch nicht mehr nach. Das Hörvermögen nimmt dadurch von den hohen zu den tiefen Frequenzen kontinuierlich ab. Wie schnell das geht, hängt von genetischen Faktoren ab, aber auch von Umwelteinflüssen, wie wir im Kapitel über die Lärmschwerhörigkeit ja bereits gehört haben. Generell beschleunigt sich aber der Hörverlust zum Alter hin.

| **Höchste hörbare Frequenz in verschiedenen Altersstufen** | |
|---|---|
| **Alter** | **maximal wahrnehmbare Frequenz** |
| *Geburt* | *20 kHz* |
| *30 Jahre* | *16 kHz* |
| *50 Jahre* | *12 kHz* |
| *60 Jahre* | *8 kHz* |
| *70 Jahre* | *6 kHz* |
| *80 Jahre* | *4 kHz* |

Neben diesem natürlichen und lärmbedingten Hörverlust gibt es natürlich auch die pathologischen, also krankhaften, Schwerhörigkeiten. Dazu zählen angeborene und durch Krankheiten verursachte Hörstörungen bis hin zur Taubheit. Leiden Kinder schon unter einem solchen Schaden, hat das gravierende Folgen für den Spracherwerb und die gesamte Hirnentwicklung.

Nicht völlig unbegründet sind daher sprachliche Verwandtschaften von Worten wie »deaf« (englisch taub) und »doof«. Und auch die Worte »dumm« und »taub« sind eng verwandt. Sie stammen beide vom altdeutschen Wort »tumb« ab. Denn bevor Medizin und Technik Hörstörungen verhindern oder durch hörverbessernde Maßnahmen wirksam behandeln konnten, hatten schwerhörige oder taube Menschen kaum eine Chance, sich genauso gut wie Normalhörende zu entwickeln und am gesellschaftlichen Leben teilzunehmen.

Es ist deshalb von immenser Bedeutung für den Einzelnen, aber auch für die Gesellschaft, Hörstörungen rechtzeitig zu erkennen und zu behandeln. Denn die Folgekosten von unerkannten Schwerhörigkeiten gehen in die Milliarden.

Spannend ist dabei, dass einige Hörstörungen in bestimmten Altersgruppen besonders häufig auftreten.

## Angeborene Hörstörungen

Mit ein bis zwei Fällen pro tausend Neugeborene sind Hörstörungen die häufigste angeborene Behinderung überhaupt. Ursachen können Fehlbildungen, Infektionen wie Masern, Mumps oder Röteln in der Schwangerschaft sein, aber auch die Einnahme schädigender Medikamente oder ein übermäßiger Alkoholkonsum durch die werdende Mutter. Auch Komplikationen bei der Geburt oder eine Frühgeburt können Schäden im Innenohr verursachen.

Und dann gibt es auch noch eine ganze Reihe von genetisch bedingten Missbildungen und vererbten Erkrankungen, die mit einer Schwerhörigkeit oder Taubheit einhergehen. Insgesamt geht man davon aus, dass jede zweite hochgradige Innenohrschwerhörigkeit vererbt ist.

Um das möglichst früh festzustellen, wird heute bereits wenige Tage nach der Geburt ein Neugeborenen-Hörscreening mittels Messung der otoakustischen Emissionen vorgenommen und auch bei den Vorsorgeuntersuchungen beim Kinderarzt sind immer wieder Kontrollen des Hörvermögens vorgesehen.

Bleiben angeborene Hörschäden unerkannt, was leider immer noch vorkommt, fehlt dem Kind ein ausreichender akustischer Input. Die Sprachentwicklung verzögert sich erheblich. Vor allem gehörlose Kinder hatten früher kaum eine Chance, eine normale Sprachentwicklung zu durchlaufen. Sie entwickelten eine Taubstummheit und waren oft vom normalen Leben ausgeschlossen. Häufig hielt man sie gar für geistig behindert. Erst die Entwicklung der Gebärdensprachen brachte für sie eine entscheidende Wende.

**Gebärdensprache**

*Die erste Schule für Gehörlose wurde 1755 von dem Geistlichen Abbé de l'Epée in Paris gegründet.*

*1880 wurde die Gebärdensprache allerdings zunächst einmal wieder verboten, da der Fachkongress in Mailand zu der Überzeugung kam, dass die Lautsprache der Gebärdensprache überlegen sei.*

*Die Erkenntnis, dass Gebärdensprachen vollwertige Sprachen sind, setzte sich erst seit den 50er-Jahren des 20. Jahrhunderts allmählich durch.*

*Die von Land zu Land unterschiedlichen Gebärdensprachen sind hoch komplex und enthalten genauso komplizierte grammatische Strukturen wie die gesprochenen Sprachen. Der Inhalt des Gesprochenen wird durch Gebärden der Hände wiedergegeben. Mitbewegungen des Gesichts zeigen grammatikalische Zusammenhänge.*

*Aufgrund der immer noch großen Zahl von hochgradig Schwerhörigen und Gehörlosen werden heute viele öffentliche Reden von Gebärdensprachdolmetschern synchron übersetzt.*

Da für die einzelnen Stufen der sprachlichen Entwicklung im Kindesalter feste Zeitfenster vorgesehen sind, fällt das Nachholen verpasster Entwicklungsschritte dem Gehirn deutlich schwerer als unter regulären Bedingungen. Nicht selten sind bei einer zu spät entdeckten Schwerhörigkeit daher langwierige logopädische Behandlungen erforderlich, um das Verpasste mühsam nachzuholen. Was das vor allem auch für die schulische Entwicklung bedeutet, kann man sich gut vorstellen.

Um das zu verhindern, werden angeborene Hörschäden heute so früh wie möglich mit Hörgeräten ausgeglichen, auch wenn das Ausmaß der Hörstörung bei sehr kleinen Kindern nicht immer genau eingeschätzt werden kann. Ton- und Sprachaudiogramme sind in der Regel erst ab dem vierten Lebensjahr möglich. Dennoch lässt sich mit der frequenzspezifischen Messung der otoakustischen Emissionen (OAE) und der Ableitung der frühen Hirnstammpotenziale (BERA) (siehe Seite 111) heute eine ungefähre Hörschwelle bestimmen, nach der sich der Akustiker bei der Anpassung der Hörgeräte richten kann. Entspricht die Verstärkung der Schallreize durch das Hörgerät dem Hörverlust, tragen Kinder die Geräte in der Regel gerne, weil sich das Hören und damit die Kommunikation sowie die Orientierung verbessern. Lehnen Kinder das Tragen eines Hörgerätes immer wieder ab, sollte überprüft werden, ob es zu laut eingestellt und dadurch unangenehm ist.

Für die Diagnostik rund um das Hören gibt es aufgrund der kindlichen Besonderheiten und der engen Beziehung zwischen Hör- und Sprachvermögen einen eigenen »Facharzt für Phoniatrie und Pädaudiologie«, was übersetzt so viel bedeutet wie »Facharzt für Sprachheilkunde und kindliche Hördiagnostik«.

# Kindesalter: Nicht alles kommt an

»Häääh??? Was hast du gesagt?« Viele Eltern treibt diese Reaktion zur Verzweiflung und mit Recht stellen sie sich die Frage, ob das schlechte Hören immer ein Problem des Ohres ist oder einfach nur mit fehlendem Willen zu tun hat. Beides ist möglich. Einerseits sind Kinder häufig in das, was sie tun, so versunken, dass sie die Umwelt um sich herum vergessen und daher trotz gutem Hörvermögen auf Ansprache nur verzögert reagieren. Diese Konzentration auf eine Sache oder Tätigkeit ist durchaus sinnvoll, denn dadurch lernen sie, sich zu fokussieren, und nehmen die Dinge, mit denen sie sich beschäftigen, besser auf. Im Zweifelsfall gilt hier: Bitte nicht stören!

Andererseits gibt es auch echte Hörminderungen, die das Verstehen erschweren und zu wiederholtem Nachfragen führen. Die bei Weitem häufigste Hörstörung im Vorschulalter ist ein sogenannter Paukenerguss. Dabei handelt es sich um eine Flüssigkeitsansammlung hinter dem Trommelfell, die bei einer dauerhaften Belüftungsstörung der Ohrtrompete entsteht. Wir erinnern uns: Das Mittelohr ist normalerweise lufthaltig und leitet den Schall zum Innenohr. Das gelingt aber nur, solange über die Ohrtrompete beim Schlucken und Sprechen Luft ins Mittelohr gelangt und ein Druckausgleich stattfindet. Bei einer nicht durchgängigen Ohrtrompete, wie sie etwa durch vergrößerte Polypen verursacht wird, bildet sich aus physikalischen Gründen relativ schnell ein Unterdruck im Mittelohr (Tubenkatarrh). Das dumpfe Gefühl, das dadurch entsteht, kennt jeder, der schon einmal in den Bergen Auto gefahren oder mit dem Flugzeug geflogen ist.

Hält dieser Zustand über längere Zeit an, reagiert der

Körper mit einer Sekretion von Flüssigkeit ins Mittelohr. Diese soll verhindern, dass das Trommelfell durch den zunehmenden Unterdruck immer weiter ins Mittelohr hineingesaugt wird und irgendwann entweder kaputtgeht oder mit dem dahinterliegenden Knochen verwächst. Ein Paukenerguss ist also eine Art Notbremse des Körpers, um schlimmere Dauerschäden zu verhindern.

Solange er besteht, hört man allerdings alles gedämpft, wie wenn man Watte im Ohr hätte. Vor allem Zischlaute dringen nicht mehr bis zum Innenohr durch und wenn jemand das Wort »Schule« sagt, hört das Kind nur noch »...ule«. Keine besonders gute Voraussetzung für eine gelungene Kommunikation oder Sprachentwicklung.

Ein weiterer Faktor, der zur Belüftungsstörung und damit zur Schwerhörigkeit beiträgt, sind allergische Erkrankungen der oberen Atemwege. Immerhin jedes zweite Vorschulkind ist damit vorbelastet.

Neben der Hörstörung leiden Kinder mit vergrößerten Polypen, in der Fachsprache auch Adenoide genannt, unter einer Nasenatmungsbehinderung. Sie schnarchen nachts und atmen auch tagsüber überwiegend durch den offenen Mund. Außerdem bekommen sie leichter Mittelohrentzündungen, denn die Paukenergüsse sind ein idealer Nährboden für Viren und Bakterien und die haben von der Nase aus über die Ohrtrompete keinen weiten Weg.

Lässt sich ein Paukenerguss mit einfachen Mitteln nicht beseitigen, ist die ambulante Entfernung der Polypen (Adenotomie) die Therapie der Wahl. Das vergrößerte Gewebe wird in einer kurzen Narkose vom Mund aus herausgeschält und der Paukenerguss wird nach einem winzigen Schnitt im Trommelfell abgesaugt. Handelt es sich dabei um klare Flüssigkeit, reicht diese Maßnahme in der Regel aus. Das Trommelfell wächst nach wenigen Tagen zu und das Kind hört fortan wieder gut. Ist die Flüssigkeit bereits zäh und schleimig, ist die vorübergehende Einlage eines Paukenröhrchens sinnvoll, um die Belüftung des Mittelohres in den ersten Wochen nach der Operation von außen zu gewährleisten. Diese halten den Trommelfellschnitt wie ein kleiner Platzhalter offen, sodass die Kinder in jedem Fall sofort besser hören. Nach 12 bis 18 Monaten werden die Röhrchen in der Regel vom Körper abgestoßen und das Trommelfell heilt ebenfalls problemlos zu.

Seit die Adenotomie routinemäßig bei Kindern mit einem länger anhaltenden Paukenerguss durchgeführt wird, hat sich die Zahl der chronischen Mittelohrentzündungen und der kindlichen Hör- und Sprachentwicklungsverzögerungen deutlich reduziert. Man könnte fast sagen, dass der zehnminütige Eingriff eine der erfolgreichsten und effektivsten Operationen überhaupt ist.

In nicht so schweren Fällen normalisieren sich die mittelohrbedingten Hörprobleme in der Regel, wenn die Kinder in die Schule kommen, da sich die Adenoide nach der immunologischen Lernphase wieder zurückbilden und die Infektionshäufigkeit abnimmt. Kommt es jetzt noch zu Belüftungsstörungen des Mittelohres, sind in der Regel allergische Erkrankungen schuld, weswegen HNO-Ärzte im Grundschulalter einen Allergietest (Pricktest) als Ergänzung zu den gesetzlichen Vorsorgeuntersuchungen empfehlen. Das ist vor allem bei familiären Vorerkrankungen wichtig, denn man vererbt als Eltern nicht nur seine guten Eigenschaften. Hat ein Elternteil eine Allergie, liegt das Risiko für die Kinder, ebenfalls eine Allergie zu entwickeln, bei 40 Prozent. Sind beide Elternteile vorbelastet, liegt das Risiko sogar bei 90 Prozent.

## Chronische Mittelohrentzündungen

Halten Belüftungsstörungen des Mittelohres über eine längere Zeit an, können sich chronische Mittelohrentzündungen entwickeln. Drei Formen kann man dabei unterscheiden. Allen gemeinsam ist eine zunehmende Mittelohrschwerhörigkeit, die man auch Schallleitungsschwerhörigkeit nennt, da die Weiterleitung des Schalls im Mittelohr gestört ist.

Beim sogenannten Adhäsivprozess wird das Trommelfell durch fortwährenden Unterdruck immer weiter ins Mittelohr hineingezogen, bis es mit dem gegenüberliegenden Knochen verwächst. Es bleibt zwar intakt, schwingt aber nicht mehr regulär und es kommt zur Schwerhörigkeit.

Als weitere Folge akuter Mittelohrentzündungen, bei denen sich der Eiter durch ein kurzfristiges Platzen des Trommelfells entleert, kann auf Dauer ein Loch im Trommelfell entstehen, das sich nicht mehr verschließt. Auch hier wird das Hören durch die verringerte Trommelfellfläche schlechter.

Im schlimmsten Fall kann es zu einer Knocheneiterung (Cholesteatom) kommen. Diese entwickelt sich aus einer zunächst unscheinbaren Einziehung an der schwächsten Stelle des Trommelfells, in der sich nach und nach immer mehr Schuppen sammeln. Dadurch vergrößert sich die Aussackung und zerstört durch den zunehmenden Druck und biochemische Reaktionen den umliegenden Knochen sowie die Gehörknöchelchen. Das Hören verschlechtert sich. Im schlimmsten Fall greift die Knocheneiterung auf das Innenohr oder die Hirnhaut über. Da man bei der ohrmikroskopischen Untersuchung häufig nur eine kleine Eiterung erkennt, können Knocheneiterungen leicht übersehen werden.

Die Folgen einer chronischen Mittelohrentzündung können durch eine Operation in vielen Fällen behoben werden. Dabei werden Entzündungsherde entfernt, Vernarbungen gelöst, Trommelfelldefekte verschlossen und die kaputten Gehörknöchelchen durch passende Prothesen ersetzt. Das Hören lässt sich auf diese Weise häufig wieder deutlich verbessern.

## Gehörtes nicht verstehen

Bei Kindern und Jugendlichen können aber auch zentrale Hörstörungen auftreten, die nicht vom Mittel- oder Innenohr ausgehen, sondern auf eine fehlerhafte Funktion der zentralen Hörverarbeitung zurückzuführen sind. In diesen Fällen spricht man von einer auditiven Verarbeitungs- und Wahrnehmungsstörung (AVWS). Schuld daran ist die zentrale Hörverarbeitung. Diese analysiert die akustischen Informationen auf verschiedenen Ebenen des Gehirns und bewirkt, dass wir Schallquellen räumlich orten sowie Sprache aus den Umgebungsgeräuschen herausfiltern können. Außerdem bewirkt sie, dass wir uns akustische Informationen merken und uns auf bestimmte hörbare Reize fokussieren können. Störungen im komplexen Ablauf der Informationsverarbeitung führen zwangsläufig zu einem Verlust auditiver Kompetenzen. In der Schule führt das bei den betroffenen Kindern zur Unfähigkeit, den Lehrer zu verstehen oder ihm länger zu folgen. Die Kinder können sich gehörte Informationen schlechter merken und durch die fehlende Möglichkeit, Störschall auszublenden, stehen sie unter vermehrtem Stress. Schüler mit dieser Störung fallen häufig durch schlechte Lernleistungen und Konzentrationsstörungen auf. Sie zeigen vermehrt Verhaltensauffälligkeiten.

Da Mittel- und Innenohr bei diesen Kindern in Ordnung sind, zeigen die gängigen Höruntersuchungen einen regelrechten Befund. Lange Zeit wurde diese Form der Hörstörung daher nicht als Krankheit aufgefasst, sondern die Kinder wurden als Lernverweigerer oder Minderbegabte abgestempelt. Erst im Jahr 2000 tauchte die Diagnose zum ersten Mal in einem Konsensuspapier der Deutschen Gesellschaft für Phoniatrie und Pädaudiologie auf. Während man sich hier auf einige Charakteristika des Krankheitsbildes einigen konnte, wird über andere Aspekte des Störungsbildes bis heute gestritten. Dabei geht es vor allem auch um die Abgrenzung zu anderen Lernschwächen wie Legasthenie oder einem Aufmerksamkeitsdefizit-/Hyperaktivitäts-Syndrom (ADHS).

## Mittleres Alter: Akute Hörverluste

Hat man erst einmal die Schule hinter sich gebracht, summieren sich im weiteren Leben die Stressfaktoren: Private, berufliche und vielleicht auch gesundheitliche Belastungen setzen einem zu. Außerdem wird man älter. Alles Faktoren, die sich auch in einem schlechteren Hören niederschlagen können. Denn, wir wissen es ja schon, das Ohr reagiert sensibel auf Stress. Bei zu viel davon kann es im Einzelfall sogar zu einem akuten Hörverlust kommen.

Neben dem Hörsturz, den wir bereits im Kapitel über krank machenden Stress kennengelernt haben, gibt es vor allem eine weitere Erkrankung, die zu einem plötzlichen Hörverlust führt. Die Menière'sche Erkrankung (Morbus Menière), die vor allem in der Altersgruppe der 40- bis 60-Jährigen auftritt.

Benannt ist die Krankheit nach dem französischen Arzt Prosper Menière, der 1861 erstmals eine Symptomkonstellation beschrieb, bei der Patienten unter einem wiederkehrenden Hörverlust mit akutem Drehschwindel und Übelkeit litten, sowie über Geräusche und Druckgefühl im Ohr klagten. Schon Prosper Menière führte dies auf eine Erkrankung des Innenohres zurück, da scheinbar sowohl das Hör- als auch das Gleichgewichtsorgan betroffen waren. Heute weiß man deutlich mehr über das Krankheitsbild.

Die Symptome bei einem Menière-Anfall halten in der Regel einige Stunden bis wenige Tage an und bilden sich, wenn die Krankheit noch nicht lange besteht, häufig spontan wieder zurück. Nach wiederholten Anfällen bleiben aber immer größere Schäden im Hör- und Gleichgewichtsorgan zurück, sodass die Betroffenen unbehandelt irgendwann auch unter einem Dauerschwindel und einer zunehmenden Schwerhörigkeit leiden.

Lange vermutete man, dass sich bei einem Menière-Anfall die Flüssigkeit im Innenohr ausdehnt, was zu einer starken Reizung der Sinneszellen im Hör- und Gleichgewichtsorgan und damit zu der charakteristischen Symptomatik führt. Heute geht man eher von dem Zusammenwirken verschiedener Faktoren aus, die zur Entstehung eines Anfalls führen. Aufgrund sehr unterschiedlicher Verläufe und Befunde findet gerade eine breite und kontroverse Diskussion darüber statt, ob es das Krankheitsbild in dieser Form überhaupt gibt oder ob es sich um verschiedene Erkrankungen handelt. Trotz dieser wissenschaftlichen Diskussionen wird die Diagnose einer Menière'schen Erkrankung heute gestellt, wenn es mindestens dreimal zu einem typischen Anfall mit Hörverlust, Schwindel, Tinnitus und Druckgefühl im Ohr gekommen ist.

Warum der eine die Anfälle bekommt und der andere nicht, ist unbekannt. Vermutet werden genetische Faktoren, ähnlich wie bei einer Allergie oder einer Migräne. Und ähnlich wie bei anderen chronischen Anfallserkrankungen gilt auch hier, dass die Neigung zu den Anfällen zwar lebenslang bestehen bleibt, für den einzelnen Anfall aber in der Regel ein Auslöser verantwortlich ist. Wobei wir wieder beim Stress wären. Denn ähnlich wie beim Hörsturz scheinen auch beim Menière-Anfall Stressfaktoren eine wichtige Rolle zu spielen.

Im Gegensatz zum Hörsturz, bei dem eher die hohen Frequenzen geschädigt werden, kommt es beim Menière-Anfall zu einem Tieftonverlust. Nicht die empfindlichen Sinneshärchen an der Basis der Hörschnecke sind also am meisten betroffen, sondern die in der Schneckenspitze.

Behandelt wird die Menière'sche Erkrankung medikamentös. Auf diese Weise kann die Anfallshäufigkeit etwas reduziert werden. Kommt es trotzdem zum Anfall gibt man wie beim Hörsturz oder einem Knalltrauma Cortison, um die Erholung der Sinneszellen zu unterstützen. Zusätzlich wird ein Mittel gegen Schwindel und Übelkeit verabreicht.

In Einzelfällen hat auch das Einlegen eines Paukenröhrchens zur besseren Belüftung des Mittelohres einen positiven Einfluss auf den Krankheitsverlauf, was darauf schließen lässt, dass die Druckverhältnisse im Mittelohr auch die im Innenohr beeinflussen.

Operative Verfahren, bei denen das Innenohr aufgebohrt wurde, unter der Vorstellung, damit den Druck zu reduzieren, werden heute nur noch selten vorgenommen. Ebenso unterlässt man es heute in aller Regel, Teile des Innenohres medikamentös oder chirurgisch zu zerstören, um die Schwindelanfälle zu unterbinden.

## Pseudo-Schwerhörigkeit

*Eine besondere Form der Schwerhörigkeit im mittleren Lebensalter ist die »Pseudo-Schwerhörigkeit«, die vor allem bei Lehrern zu beobachten ist. Dies ist zwar keine offizielle Krankheitsbezeichnung, das Phänomen tritt aber so häufig auf, dass es sich fast schon um eine Art Berufskrankheit handelt. Denn vornehmlich Lehrer kommen in die HNO-Praxis und klagen darüber, dass sie seit geraumer Zeit immer schlechter hören und vor allem ihre Schüler nicht mehr verstehen würden. Der HNO-Befund und auch die Hörtestergebnisse sind allerdings hervorragend. Die Ohren sind also nicht schuld.*

*Bleibt die Hörverarbeitung, denn die entscheidet letztlich, welche akustischen Informationen bewusst wahrgenommen werden. Und hier kommt es bei Lehrern und seltener auch bei anderen Berufsgruppen tatsächlich zu einem Problem. Da sie ständig von lauten Schülern umgeben sind, die den Unterricht stören, interpretiert ihr Zwischenhirn gesprochene Sprache irgendwann als Störgeräusch und beginnt, sie zu unterdrücken. Das dient zunächst einmal dem Selbstschutz, denn tatsächlich stört das ständige Quatschen der Schüler beim Unterrichten. Das Problem ist nur, dass die Hörverarbeitung dann irgendwann auch die Antworten der Schüler auf eine Frage des Lehrers unterdrückt, weil sie nicht so schnell umschalten kann. Schließlich hat sie gelernt, Schülerstimmen als Störgeräusche herauszufiltern, und jetzt soll sie plötzlich das gleiche Geräusch verstärken. Eine echte Überforderung für die Hörverarbeitung.*

## Im Alter: Das Hören lässt nach

Eigentlich, erinnern wir uns an den Beginn des Kapitels, beginnt die Abnahme des Hörvermögens schon bei der Geburt. Die Zahl der äußeren Haarzellen geht mit den Lebensjahren nach und nach zurück. Dazu kommt eine Degeneration der angeschlossenen Nervenzellen. Die inneren Haarzellen halten länger durch. Ihre Anzahl verringert sich erst im höheren Alter. Wie schnell dieser Prozess voranschreitet, hängt sowohl von genetischen Faktoren als auch von Umwelteinflüssen und individuellen Lebensgewohnheiten oder Erkrankungen ab.

Da die Haarzellen in den unteren Windungen der Hörschnecke empfindlicher sind als in der Schneckenspitze, sind von dem Verschleiß zunächst vor allem die hohen Frequenzen betroffen. Der Hauptsprachbereich zwischen 0,5 und 4 kHz bleibt daher lange Zeit unberührt, sodass das Hören im Alltag vermeintlich kaum beeinträchtigt ist. Da der Prozess insgesamt über viele Jahrzehnte abläuft, spürt man den allmählichen Hörverlust in der Regel nicht. Erst wenn in höherem Alter die mittleren Frequenzen nachlassen, wird das Sprachverstehen bei Störgeräuschen oder wenn viele Personen gleichzeitig sprechen, schlechter. Denn dann fehlen die Obertöne, die den besonderen Klang einer Stimme ausmachen und sie von der Umgebung noch einmal abheben. Die hochfrequenten Zugaben zur Grundfrequenz sind nämlich wichtig zur Differenzierung unterschiedlicher Geräuschquellen. Man hört zwar noch alles, versteht aber immer weniger.

Insgesamt bleibt diese langsam fortschreitende Altersschwerhörigkeit aber häufig lange unbemerkt oder wird von Betroffenen nicht wahrgenommen. Kommen diese dann doch irgendwann zum Hals-Nasen-Ohren-Arzt, wird die Frage nach den Beschwerden meistens so beantwortet: »Meine Frau meint, ich höre schlecht …«. Das ist kein Gender-Witz, das ist tatsächlich so. Ich erlebe das immer wieder in der Praxis. Dieses fehlende Problembewusstsein, was das eingeschränkte Hören angeht, führt dazu, dass hörverbessernde Maßnahmen im Schnitt sieben Jahre zu spät eingeleitet werden und mehr als 60 Prozent der Altersschwerhörigen überhaupt nicht versorgt werden. Mit gravierenden Folgen nicht nur für das Hören, sondern auch für die Psyche und die kognitiven Fähigkeiten, wie wir gleich noch sehen werden. Männer, hört also früher auf eure Frauen!

Wie aber kommt es zu dem allmählichen Absterben der äußeren Haarzellen über die Lebensjahre? Wir hatten bei der Lärmschwerhörigkeit bereits gesehen, dass Stressreaktionen auf zellulärer Ebene zu einem programmierten Zelltod führen können. Lärm ist einer der Stressfaktoren, aber es gibt noch jede Menge anderer. Und da reden wir nicht von denen, die das Leben so mit sich bringt, sondern erst einmal von krankhaften Veränderungen: Stoffwechselstörungen zum Beispiel, Sauerstoffmangel aufgrund von Mikrodurchblutungsstörungen, Entzündungsreaktionen oder Giftstoffen wie sie auch in Medikamenten vorkommen, zum Beispiel in manchen Antibiotika, Krebsmedikamenten oder Mitteln gegen Bluthochdruck. Zwar gibt es auch hier Reparaturmechanismen, mit denen der Körper versucht, sich gegen den Verlust der Sinneszellen zu stemmen, aber das klappt mit zunehmendem Alter immer schlechter. Als Folge lässt das Hören nach.

Andere Lebewesen haben es da besser. So konnte ein Team um Professor Dr. Georg Klump und Dr. Ulrike Langemann vom Department für Neurowissenschaften der Universität Oldenburg im Jahr 2017 zeigen, dass Singvögel und Schleiereulen nicht altersschwerhörig werden. Sie reagieren auch im hohen Alter noch genauso gut auf akustische Signale wie junge Tiere. Hier scheint die Natur also einen Weg gefunden zu haben, gestresste Haarzellen vor dem Zelltod zu bewahren. Trotz intensiver Forschung in diesem Bereich ist es aber bisher nicht gelungen, Erkenntnisse aus dieser Studie gewinnbringend auf den Menschen zu übertragen oder menschliche Haarzellen außerhalb des Reagenzglases zu züchten.

Auch die Hoffnung, andere Zellen im Innenohr durch genetische Umprogrammierung in Haarzellen umzufunktionieren, welche eine Studie von Dr. Robert Langer vom Massachusetts Institute of Technology in Cambridge 2017 geweckt hatte, erfüllte sich nicht: Geht eine Haarzelle im Ohr kaputt, bleibt sie auch kaputt.

Der Verlust der Hörfähigkeit durch die Abnahme der Haarzellen und ihrer Neurone hat auch Auswirkungen auf die zentrale Hörverarbeitung. Denn genauso wie ein Kind durch akustische Reize überhaupt erst lernt, richtig zu hören und zu verstehen, verlernt man im Alter mit zunehmender Schwerhörigkeit genau das wieder. Das Gehirn verhält sich hier nicht anders als ein eingegipster Arm. Wird die Muskulatur nicht benutzt, verkümmert sie. Die Engländer haben hierfür die prägnante Formulierung: »Use it or lose it« (»Nutz es oder verlier es«). Deshalb ist es so wichtig, bei Beschwerden rechtzeitig zum Hals-Nasen-Ohren-Arzt zu gehen und regelmäßig Hörtests zu machen.

Hat die Hörverarbeitung mit zunehmender Schwerhörigkeit also immer weniger zu tun, verkümmert sie. Nervenverbindungen bilden sich zurück. Nicht nur das Hören selbst verschlechtert sich, sondern auch die Hörkompetenz. Und dieser Verlust der Hörkompetenz führt zu einer ganzen Reihe von weiteren Symptomen, die das Leben älterer Menschen deutlich beeinträchtigen können.

## WAS SIE AUS DIESEM KAPITEL MITNEHMEN KÖNNEN:

1.
Hörstörungen sind die häufigste angeborene Behinderung überhaupt.

2.
Hörstörungen kommen in jedem Alter vor und können ganz unterschiedliche Ursachen haben.

3.
Häufige Ursachen für Hörstörungen sind Mittelohrbelüftungsstörungen, chronische Mittelohrentzündungen, akute Innenohrerkrankungen und das Alter.

4.
Bei Hörproblemen sollte man frühzeitig zum Arzt gehen.

# HÖREN HEISST DAZUGEHÖREN: FOLGEN UND HILFEN BEI SCHWERHÖRIGKEIT

## Gefahren durch nachlassendes Hörvermögen

Schwerhörigkeit kann also viele Facetten und unterschiedlichste Ursachen haben – vor allem aber hat Schwerhörigkeit zahlreiche Folgen für den Betroffenen, die weit über schlechtes Hören hinausgehen und das Leben immens beeinflussen können. Deshalb ist es so wichtig, eine beginnende Schwerhörigkeit rechtzeitig zu erkennen und zu behandeln. Welche Auswirkungen das sonst haben kann, wollen wir uns in diesem Kapitel anschauen. Manches wird Sie vielleicht nicht überraschen, aber mit einigen der möglichen Symptome haben Sie sicher nicht gerechnet.

***Ein nicht funktionierendes Ohr …***

***… verursacht Ängstlichkeit und Misstrauen***

Geräusche warnen uns vor Gefahren. Das ist eine der Hauptfunktionen des Hörens. Andererseits beruhigen uns harmlose Natur- und Hintergrundgeräusche. Sie signalisieren dem Gehirn, dass alles in Ordnung ist. Wird man schwerhörig, nimmt man sowohl die warnenden als auch die beruhigenden Laute nicht mehr so gut wahr. Das Gehirn ist also nicht mehr richtig in der Lage, die Umgebung einzuschätzen. Dieser Informationsmangel führt zu einer unterschwelligen Unsicherheit und verursacht im limbischen System ein latentes Gefühl von Ängstlichkeit und Misstrauen, das auch schnell in Gereiztheit und Feindseligkeit umschlagen kann. Manche Schwerhörigen werden richtig grantig zu ihren Mitmenschen.

### *... führt zu sozialem Rückzug und Depression*

»Ich höre alles, aber ich verstehe nichts«, ist ein häufig geäußerter Satz von Schwerhörigen, die bei mir in der Praxis sitzen. Durch den Hörverlust selbst, vor allem aber auch durch den Verlust der Hörkompetenz nimmt die Fähigkeit, Sprache zu verstehen, ab. Phoneme werden nicht mehr richtig zugeordnet und Sprachmuster nicht erkannt. Dazu kommt die Unfähigkeit, Störgeräusche herauszufiltern. Die Diskriminationsfähigkeit, also ein gutes Sprachverstehen trotz Umgebungsgeräuschen nimmt ab. Wichtige Informationen gehen in einem »Klangbrei« unter, der alles übertönt. Auch Hörgesunde kennen dieses Gefühl vielleicht, wenn sie in einen lauten Raum mit vielen Unterhaltungen kommen und sich erst einmal akustisch orientieren müssen.

Unterhaltungen in Kneipen, Restaurants oder auf Feiern sind für Schwerhörige, insbesondere für die, die unter einer Altersschwerhörigkeit leiden, nicht mehr möglich und werden deshalb immer häufiger gemieden. Die Betroffenen ziehen sich in ihre eigenen vier Wände zurück. Schließlich möchte man nicht immer danebenstehen, wenn die anderen sich unterhalten und nicht mitreden können, weil man nichts versteht. Schwerhörige spüren auch sehr genau die Ungeduld, mit der sie manchmal behandelt werden, weil sie nicht alles sofort verstehen und häufiger nachfragen müssen. Es ist ihnen unangenehm, wenn sie etwas falsch verstehen und nicht die passende Antwort geben.

Dieser Mangel an gesellschaftlichem Austausch und menschlicher Zuwendung sowie der geringer werdende

Input an Sinneseindrücken kann im Laufe der Zeit zu depressiven Gefühlen führen. Dieser Zusammenhang zwischen Depression und Schwerhörigkeit ist mittlerweile durch eine Vielzahl von Studien eindeutig belegt. Nimmt man diese zusammen, so erhöht sich das Risiko, bei mittel- bis hochgradiger Schwerhörigkeit an einer Depression zu erkranken, um den Faktor 1,6 bis 1,8. Das Depressionsrisiko ist also fast doppelt so hoch wie bei Hörgesunden. Umgekehrt konnten Studien nachweisen, dass sich mit einer rechtzeitigen Hörgeräteversorgung das Depressionsrisiko verringern lässt.

### *… fördert kognitive Defizite und Demenz*

Während es einem Normalhörenden leichtfällt, einem Gesprächspartner bei lauten Umgebungsgeräuschen zu folgen, muss der Schwerhörige sich deutlich mehr anstrengen, um noch etwas zu verstehen. Die Fähigkeit des Gehirns, Sprache zu verstehen, besteht nämlich nicht nur in der passiven Aufnahme von akustischen Informationen, sondern vor allem in deren aktiver Verarbeitung und Interpretation. Das Gehirn vergleicht dabei permanent die Informationen, die es bekommt und ergänzt sie aufgrund seiner Erfahrung. Bei Normalhörenden laufen diese Prozesse unterbewusst ab und bedürfen keiner Anstrengung.

Gehen mit zunehmender Schwerhörigkeit immer mehr akustische Informationen verloren, wird es für das Gehirn immer schwieriger, die entstehenden Lücken zu füllen. Das Gehirn muss viel mehr Interpretationsaufwand leisten und die neuronalen Netzwerke sind schnell überfordert. Man denke nur an das Lippenlesen, das es vielen Schwerhörigen überhaupt erst möglich macht, einer Unterhaltung zu folgen. Spätestens dann werden immer mehr Areale im Gehirn aktiviert, um noch etwas zu verstehen. Und auch die bewusste Sprachverarbeitung im Großhirn springt dann ein. Es funktioniert also nichts mehr automatisch, sondern der Schwerhörige muss über jeden Satz des Gegenübers nachdenken und auf immer mehr Ressourcen im Gehirn zurückgreifen. Das dauert länger und verbraucht wesentlich mehr Energie. Zuhören wird so zu einer richtigen Anstrengung, und man verliert immer häufiger den Faden, weil man dem Gegenüber nicht mehr folgen kann.

Als Normalhörender kennt man diesen Zustand etwas, wenn man versucht, einem fremdsprachigen Film zu folgen, dessen Sprache man zwar gelernt hat, die man aber nicht täglich spricht. Auch hier reichen die unterbewussten Spracherkennungsmechanismen nicht aus, um alles zu verstehen. Das Großhirn muss ständig einspringen und dadurch wird die ganze Sache schnell anstrengend und frustrierend.

Mit einer Magnetresonanztomografie (MRT) lässt sich die Aktivität einzelner Gehirnteile bildlich darstellen. Auf diese Weise konnte vor allem in der rechten Hirnhälfte im Bereich der Sprachverarbeitung und im präfrontalen Kortex eine vermehrte Aktivität bei älteren Menschen mit einer Schwerhörigkeit nachgewiesen werden. Problematisch bei dieser an sich sinnvollen Nutzung weiterer neuronaler Netzwerke ist die begrenzte Kapazität des Gehirns. Denn je mehr Ressourcen für das Hören aufgewendet werden müssen, desto mehr fehlen sie an anderer Stelle. Man stelle sich vor, die Zahl der Angestellten im Gehirn ist begrenzt, wenn alle nun die Aufgabe bekommen, beim Hören zu helfen, dann fehlen sie an anderer Stelle, etwa beim Merken von neuen Informationen oder beim Verarbeiten von Gelerntem. Ganz allmählich werden so die kognitiven Fähigkeiten mit zunehmender Schwerhörigkeit geringer.

Wie dramatisch das werden kann, zeigt eine Veröffentlichung in der renommierten Fachzeitschrift *The Lancet* aus dem Jahr 2017. Eine Forschergruppe um die britische Wissenschaftlerin Gill Livingston durchforstete alle Studien der letzten Jahre zum Thema Demenz. Ziel der Studie war es, Faktoren zu finden, die zu einer Demenz führen, die aber grundsätzlich behandelbar wären. Auf diese Weise sollte geklärt werden, in wie vielen Fällen sich eine Demenzentstehung vermeiden ließe. Insgesamt gelang es den Forschern, neun verschiedene Faktoren zu identifizieren, die für ein Drittel aller Demenzfälle verantwortlich waren. Größter Einzelfaktor war die Schwerhörigkeit. Mangelndes Hörvermögen ist demnach für neun Prozent aller Demenzfälle verantwortlich. Das ist eine beeindruckende Menge. Bei knapp 50 Millionen Betroffenen weltweit wären also rein rechnerisch 4,5 Millionen von ihnen bei einer rechtzeitigen Hörgeräteversorgung nicht dement geworden.

***… erhöht das Sturzrisiko***

Nicht endgültig geklärt ist die Ursache für das in Studien mehrfach nachgewiesene erhöhte Sturzrisiko bei Schwerhörigen. Es liegt immerhin um den Faktor 1,4 höher als bei Normalhörenden. Vermutlich spielen hier gleich mehrere Faktoren eine Rolle. So trägt das räumliche Hören nicht unwesentlich zur Orientierung bei und vermittelt uns wichtige Informationen über unsere nahe Umgebung. Blinde, die wesentlich stärker auf ihr Hörvermögen angewiesen sind, können sich beispielsweise alleine aufgrund der Echos eines wiederholten Klickreizes einen Eindruck von ihrer Umgebung machen. Ein zweiter wichtiger Faktor ist die schon angesprochene Verbindung des Hörvermögens mit den kognitiven Funktionen des Gehirns. Lassen diese generell nach, steigt das Risiko, in ungewohnter Umgebung Fehler zu machen und das Gleichgewicht zu verlieren. Man ist einfach unsicherer.

Unumstritten ist darüber hinaus, dass die beiden Sinnesorgane des Innenohres, also das Hör- und das Gleichgewichtsorgan, einem gemeinsamen Verschleiß unterliegen. Dem Gleichgewichtsorgan haben wir in diesem Buch nicht viel Aufmerksamkeit geschenkt, deshalb nur so viel: Da die Sinneszellen beider Sinnesorgane sehr ähnlich sind, kann man davon ausgehen, dass die Entwicklung einer Schwerhörigkeit häufig auch mit Alterungsprozessen im Gleichgewichtsorgan einhergeht und auch dessen Leistungsfähigkeit nachlässt. Stellt man sich nun vor, man kann Geräusche um sich herum schlechter einordnen und ist dann auch noch wackelig auf den Beinen, ist ein erhöhtes Sturzrisiko nicht wirklich überraschend.

### *... verstärkt Geräuschempfindlichkeit und Tinnitus*

Als letzten Punkt wollen wir uns noch einmal die schwerwiegenden Folgen einer Schwerhörigkeit auf die akustische Verarbeitung ansehen. Paradoxerweise sind schwerhörige Menschen nämlich gleichzeitig oft sehr geräuschempfindlich. Diese Geräuschüberempfindlichkeit (Hyperakusis) beruht einerseits auf dem zunehmenden Fehlen der äußeren Haarzellen, die ja eigentlich bei leisen Geräuschen die Wanderwelle im Innenohr verstärken und bei sehr lauten Geräuschen abbremsen.

Andererseits lässt die Hörverarbeitung im Zwischenhirn umso mehr akustische Signale durch, je weniger das Ohr ihr liefert. Frei nach dem Motto: Ich bin doch mehr gewöhnt, das kann nicht alles gewesen sein. Dadurch will das Hirn gewährleisten, dass trotz nachlassendem Hörvermögen alle wichtigen Informationen auch wirklich ankommen. Die Nebenwirkung davon ist, dass auch Störgeräusche durchgelassen und dadurch unangenehm laut wahrgenommen werden. Kommen wir noch mal auf das Bild vom Türsteher im Zwischenhirn zurück. Im Fall einer Schwerhörigkeit ist der Andrang der Gäste, die reinwollen, nicht mehr so groß. Da eine Party aber nur attraktiv ist, wenn viel los ist, lässt der Türsteher nun auch die eher unerwünschten Gäste rein. Hauptsache, der Laden ist voll.

Neben der Geräuschüberempfindlichkeit kann es bei Hörgeschädigten auch zu Problemen mit Ohrgeräuschen kommen, auf die wir im Kapitel über Tinnitus noch genauer eingehen. Deshalb nur ein kurzer Ausblick darauf, wie Ohrgeräusche bei Schwerhörigen entstehen können: Die Schädigung der Sinneszellen im Innenohr führt auch zu einer verringerten Aktivität der entsprechenden Nervenbahnen. Der Versuch, diese Minderaktivität auszugleichen, kann irreguläre Erregungsmuster in den nachgeschalteten neuronalen Netzwerken auslösen, die dann als Pfeifen, Piepsen, Rauschen oder Brummen wahrgenommen werden können. Da diese subjektiven akustischen Wahrnehmungen nicht auf eine äußere Schallquelle zurückgehen, sondern auf die defekten Sinneszellen im Innenohr und die hierdurch verursachten Kompensationsversuche der Hörverarbeitung, bezeichnet man sie häufig auch als Phantomgeräusche.

Sowohl eine Geräuschüberempfindlichkeit als auch ein Tinnitus verursachen oft Stress. Stress wiederum lässt die Hörverarbeitung noch durchlässiger werden. Steuert man hier nicht rechtzeitig dagegen, kommt es zu einem Eskalationsprozess, der für die Betroffenen nur schwer zu kontrollieren ist. Wie stark jemand unter einer Geräuschüberempfindlichkeit oder einem Tinnitus leidet, ist dabei weniger von der Schwerhörigkeit selbst als vielmehr von der zentralen Hörverarbeitung abhängig.

## Wie schwerhörig bin ich?

*Für diejenigen, die sich jetzt, nach diesen Zeilen, die Frage stellen, ob sie selbst schon von einer Schwerhörigkeit betroffen sind und es vielleicht nur noch nicht gemerkt haben, hat der HNO-Arzt Dr. Jan Loehler 2013 einen kurzen Fragebogen entwickelt, den Mini-Audio-Test (MAT). Mit diesem Test ist es möglich, relativ verlässlich die Notwendigkeit für eine weiterführende Hördiagnostik beim Arzt festzustellen.*

*Lesen Sie dazu die folgenden sechs Aussagen durch und überlegen Sie, ob diese ganz, teilweise oder gar nicht auf Sie zutreffen. Geben Sie sich für jede zutreffende Aussage zwei Punkte, für jede teilweise zutreffende Aussage einen Punkt und für nicht zutreffende Aussagen keinen Punkt.*

*1. Andere sagen, dass ich meinen Fernseher zu laut einstellen würde.*

*2. Das Zwitschern von Vögeln oder das Zirpen von Grillen höre ich schlecht.*

*3. Eine Unterhaltung mit einer anderen Person in einem fahrenden Bus verstehe ich schlecht.*

*4. Wenn jemand flüstert, habe ich Probleme, ihn zu verstehen.*

*5. Meine Hörprobleme führen zu Missverständnissen mit meinen Gesprächspartnern.*

*6. Andere sagen mir, dass ich Hörprobleme haben würde.*

*Ein Hörtest ist dann ratsam, wenn Sie unter 60 Jahre alt sind und eine Gesamtpunktzahl von über 2 Punkten haben oder wenn Sie über 60 Jahre alt sind und eine Gesamtpunktzahl von über 3 Punkten haben.*

Quelle: Loehler, Jan et al.

## Hilfe bei Schwerhörigkeit

Mir ist klar, dass eine Liste von so zahlreichen Folgen von Schwerhörigkeit einem etwas Sorge bereiten kann. Die gute Nachricht ist aber, dass man sie heute gut behandeln kann, wenn man sie sich nur eingesteht und zum Arzt geht.

Wenn Betroffene ehrlich zu sich selbst sind, fällt ihnen meist schon früh auf, dass, je älter sie werden, das Verstehen von Sprache schwieriger wird. In dieser Grauzone zwischen normalem Hörvermögen und echter Schwerhörigkeit ist es aber für eine Versorgung mit einem Hörgerät noch zu früh. Dafür sind die mittleren Frequenzen im Hauptsprachbereich noch zu gut und die Geräte werden von den Krankenkassen in der Regel noch nicht erstattet.

Trotzdem gibt es auch hier die Möglichkeit, das Hörvermögen durch ein Training der Hörverarbeitung zu verbessern. Schließlich ist es der Job der Hörverarbeitung, die Differenzierung verschiedener Stimmen und die Trennung von akustischer Information und Störgeräuschen zu bewerkstelligen. Es handelt sich dabei um neuronale Netzwerke, die bis ins hohe Alter lern- und anpassungsfähig bleiben.

Man unterscheidet dabei das Training von Basisfunktionen der Hörverarbeitung von einem Training komplexer Hörfunktionen. Zu den Basisfunktionen gehören die Unterscheidung von Tonhöhen, Tondauer und Lautheit. Zu den komplexen Funktionen gehören das räumliche Hören, das beidohrige Hören sowie das Sprachverstehen im Störschall. Mittlerweile gibt es eine Vielzahl kommerzieller Hörtrainingsprogramme, die mit verschiedenen inhaltlichen Ansätzen und Medien interaktive Übungsprogramme anbieten.

Eine einfache und trotzdem sehr effektive Möglichkeit besteht darin, sich regelmäßig gesprochene Sprache, beispielsweise als Hörbuch, anzuhören und die Lautstärke dabei so leise wie möglich einzustellen. Gelingt dies in ruhiger Umgebung gut, versucht man es mit Hintergrundgeräuschen – beispielsweise bei offenem Fenster oder neben einem laufenden Geschirrspüler. Auch beim Autofahren kann man dieses Training sehr effektiv und zeitsparend absolvieren und wird dabei noch gut unterhalten. 30 Minuten tägliches Training führen in der Regel nach sechs bis acht Wochen zu einem subjektiv besseren und entspannteren Hören.

**Tomatis-Methode**

*Eine besondere, aber umstrittene Art des Hörtrainings ist die Tomatis-Methode, die der französische HNO-Arzt Alfred Tomatis in den 1950er-Jahren entwickelt hat. Ausgangspunkt war die Erkenntnis, dass das Hören der wichtigste Zugang zu unserem Gehirn ist und Störungen zwischen Ohr und Gehirn zu vielfältigen Lern- und Kommunikationsproblemen führen können. Er entwickelte daher die »Audio-Psycho-Phonologie« oder auch »Horch-Therapie«, mit der die Hörverarbeitung gestärkt werden sollte. Durch wiederholte akustische Stimulation mit modifizierter Sprache und Musik wollte er dabei das Hören und die Kommunikationsfähigkeit bei Kindern mit Lern- und Verhaltensauffälligkeiten verbessern. Da die Behandlung auf wissenschaftlich unhaltbaren Überlegungen beruht und teilweise esoterische Elemente enthält, wird sie trotz einzelner Behandlungserfolge von den wissenschaftlichen Fachgesellschaften abgelehnt.*

# Vom Hörrohr zum modernen Hörgerät

Die einfachste Form, das Hören zu verbessern, ist so alt wie die Menschheit: Man hält die gewölbte Handfläche hinter das Ohr und vergrößert damit die Fläche der Ohrmuschel. Dadurch wird der Schalldruck am Trommelfell erhöht und das Hörvermögen verbessert sich. Gleichzeitig schirmt man so Störschall von hinten ab und kann sich besser auf eine Geräuschquelle konzentrieren. Jeder hat vermutlich Bilder im Kopf, wie der Opa sich mit dem Enkel unterhält und genau eine solche Position einnimmt.

Spätestens seit der Antike sind die ersten Hörrohre in Gebrauch, die ein noch fokussierteres Hören ermöglichen. Waren es zunächst Tierhörner, die den Schall kanalisierten, wurden später Hörrohre aus Holz und Metall gefertigt. Beethoven nutzte mehrere Hörrohre, um bei seinem rapide schwindenden Hörvermögen wenigstens noch ein bisschen von seiner eigenen Musik wahrzunehmen.

Der technische Fortschritt um 1900 machte glücklicherweise auch vor den Hörhilfen nicht halt. 1901 meldete der Ingenieur Miller Reese Hutchison, der zuvor schon eine Autohupe erfunden hatte, das erste Hörgerät unter dem Namen »Acoustikon« in New York zum Patent an. Es bestand aus einem Kohlefaser-Tischmikrofon, einem Verstärker sowie einem Lautsprecher, der direkt vor das Ohr gehalten werden musste. Zur Stromversorgung war ein zwölf Kilogramm schwerer Batteriekasten erforderlich.

Bekannt wurde das Gerät spätestens 1902, als Edward VII. als Nachfolger von Queen Victoria zum englischen König gekrönt wurde und seine schwerhörige Gattin Alexandra von Dänemark das unförmige Gerät nutzte, um seiner Rede folgen zu können. Damit war das Grundprinzip der Hörgerätebauweise angelegt: ein Mikrofon, das den Schall aufnimmt, ein Verstärker, der die Schallenergie elektrisch umwandelt und verstärkt sowie ein Lautsprecher, der den Schall wieder ans Ohr abgibt. Dazu die notwendige Stromversorgung mittels einer Batterie.

Was sich inzwischen gewandelt hat, ist die Technik der Bauteile und die Größe der Geräte. Die wichtigsten Wegmarken waren dabei die Erfindung der Transistortechnologie im Jahr 1947, die Miniaturisierung der Batterien, die 1959 zum ersten Hinter-dem-Ohr-Gerät führte, sowie der Übergang von der analogen zur digitalen Signalverarbeitung in den 80er- und 90er-Jahren des 20. Jahrhunderts. Heute sind Hörgeräte winzige Hightechgeräte mit teilweise mehr als 100 Millionen Transistoren, die über eine Milliarde Rechenschritte pro Sekunde ermöglichen.

Die Steigerung der technischen Leistungsfähigkeit ermöglicht so einerseits einen frequenzgenauen Ausgleich des individuellen Hörverlustes, andererseits übernehmen Hörgeräte immer mehr Funktionen der zentralen Hörverarbeitung. Sie unterdrücken Störschall und Rückkopplungsgeräusche, verstärken gezielt Sprache und stehen mittlerweile sogar mit dem Handy in Verbindung. Damit ist Musikhören oder Telefonieren direkt über das Handy möglich.

Trotzdem ist die Anwendung eines Hörgeräts kein Selbstläufer. Denn im Gegensatz zu einer Brille, mit der man vom ersten Augenblick an besser sieht, muss sich die eigene Hörverarbeitung erst an die verstärkten akustischen Signale gewöhnen. Je länger die Schwerhörigkeit schon besteht und je weiter sie fortgeschritten ist, desto schwerer fällt dem Gehirn dieser Lernprozess. Deshalb landet auch heute noch das eine oder andere Hörgerät in der Schublade statt im Ohr.

Bei sehr alten Patienten kommt noch erschwerend hinzu, dass nicht nur das Hören schlechter wird, sondern dass auch die neuronale Plastizität mit der Zeit abnimmt, also die Flexibilität des Gehirns. Lernprozesse fallen ihnen dadurch generell schwerer, und Anpassungsvorgänge laufen langsamer ab. Auch das gewöhnungsbedürftige Handling der immer kleiner werdenden Geräte trägt nicht zur Akzeptanz bei.

Alles beim Alten zu lassen und vermeintlich seine Ruhe zu haben, erscheint da vielen der einfachere Weg. Ein gefährlicher Fehlschluss, wie wir gesehen haben und ein weiteres Argument für die frühzeitige Verwendung eines Hörgeräts.

Diese Anpassungsprobleme und das immer noch schlechte Image von Hörgeräten führen dazu, dass nach Angaben des Bundesverbandes der Hörgeräteindustrie 2019 von den geschätzt 5,8 Millionen Schwerhörigen in Deutschland nur zwei Millionen mit Hörgeräten versorgt waren. Nach den Gründen dafür befragt, weswegen sie trotz spürbarem Hörverlust keine Hörgeräte trügen, gaben 55 Prozent in einer bundesweiten Umfrage 2011 an, weil sie sich noch zu jung und fit fühlten. 22 Prozent meinten gar, mit Hörgeräten als krank oder behindert eingestuft zu werden.

Dabei ist genau das Gegenteil der Fall. Denn nicht die Hörgeräteträger müssen den geistigen Abbau befürchten, sondern die, die es trotz Schwerhörigkeit nicht tragen.

Mit dem Satz: »Schlecht hören kann ich gut« versuchen trotzdem viele ihre Situation zu verharmlosen und wollen von Hörgeräten nichts wissen, wenn sie darauf angesprochen werden. Ein fataler Fehler, der später nicht mehr rückgängig gemacht werden kann. Denn aus allem oben Gesagten geht eines ganz klar hervor: Nur wer frühzeitig Hörhilfen in Anspruch nimmt, erhält sich die Hörkompetenz bis ins hohe Alter und vermeidet die vielfachen Folgen für Gesundheit und Lebensqualität, die mit einer Hörverschlechterung verbunden sind. Also packen Sie es an, falls Sie betroffen sind.

## Cochlea-Implantat

Zum Schluss des Kapitels über Hörhilfen wollen wir noch kurz auf das Cochlea-Implantat eingehen – eine tolle Errungenschaft der Medizin, die mir immer wieder wie ein Wunder vorkommt. Denn mit ihr kann man taube Menschen wieder hörend machen! Ja, Sie haben richtig gehört: Ein weitgehend oder komplett geschädigtes Innenohr kann man heute durch ein Cochlea-Implantat wieder instandsetzen.

Dabei werden mittels Elektroden die Haarzellen als Signalgeber für den Hörnerv imitiert. Im Rahmen einer Operation wird ein mit Elektroden besetzter Draht vom Knochen hinter dem Ohr aus in die Hörschnecke eingeführt. Ein Mikrofon hinter dem Ohr nimmt die Schallwellen auf und leitet sie an einen Signalprozessor weiter, der im Knochen verankert wird. Dieser Prozessor leitet die Signale frequenzgenau an die Elektroden weiter, die so platziert sind, dass sie genau die für diese Frequenz zuständigen Nervenzellen im Innenohr anregen.

Auf diese Weise wird die Qualität des natürlichen Hörens zwar nicht erreicht, aber die Hörverarbeitung lernt im Laufe der Zeit, die Signale so zu verarbeiten, dass ein räumlicher Höreindruck entsteht und ein ausreichendes Sprachverständnis erreicht wird. Dabei spielt es auch keine Rolle, ob die Hörminderung erworben oder angeboren ist. Die Technik ist inzwischen so ausgereift, dass nicht nur taube, sondern auch schwerhörige Patienten, die nicht mehr ausreichend gut mit einem Hörgerät versorgt werden können, von einem Cochlea-Implantat profitieren können.

Wurden Cochlea-Implantate in den ersten Jahren überwiegend bei Kindern eingesetzt, werden sie heute auch für Erwachsene und alte Menschen genutzt. Eine Altersbeschränkung gibt es nicht mehr, denn das Gehirn und damit die Hörverarbeitung bleibt bis ins hohe Alter hinein lernfähig. Das Einsetzen eines Cochlea-Implantats und die anschließend notwendigen, langfristigen Rehabilitationsmaßnahmen werden in spezialisierten Zentren vorgenommen, die in der Regel an eine HNO-Klinik angeschlossen sind.

## WAS SIE AUS DIESEM KAPITEL MITNEHMEN KÖNNEN:

1.
Schwerhörigkeit bedeutet nicht nur, schlecht hören zu können, sondern hat auch weitreichende Folgen für die Kommunikation und für die Funktionsweise des Gehirns.

2.
Neuere Forschungen zeigen, dass eine unbehandelte Altersschwerhörigkeit gehäuft zu Depressionen führt und eine Demenzentwicklung begünstigt.

3.
Eine rechtzeitige Hörverbesserung ist daher in allen Fällen einer Schwerhörigkeit angezeigt.

4.
Durch ein Cochlea-Implantat können taube Menschen wieder hören.

# 4

# ICH HÖRE WAS, WAS DU NICHT HÖRST

# KLINGELN, SAUSEN, PIEPSEN: TINNITUS

## Der Dämon im Kopf

»Der neidische Dämon hat meiner Gesundheit einen schlimmen Streich gespielt, nämlich mein Gehör ist seit drei Jahren immer schwächer geworden (…) nur meine Ohren, die sausen und brausen Tag und Nacht fort (…) Ich bringe mein Leben elend zu«, so beschreibt Ludwig van Beethoven am 29. Juni 1801 in einem Brief an seinen Freund Dr. Franz Gerhard Wegeler seine zunehmende Schwerhörigkeit und seinen Tinnitus. Während Beethoven also dämonische Kräfte am Werk sah, die seine Ohren schädigten, macht Martin Luther, der ebenfalls unter anfallsartigem Ohrensausen litt, sogar den »zottig' Gesell«, also den Teufel, für sein Leiden verantwortlich. In einer Tischrede am 13. März 1533 schilderte Luther, wie stark ihn sein Tinnitus belastete. Übersetzt aus dem Lateinischen sagte er: »Niemand glaubt mir, wie viel Qualen der Schwindel, das Klingeln und Sausen der Ohren verursachen. Ich wage es nicht, eine Stunde ununterbrochen zu lesen, auch nicht, etwas klar zu durchdenken oder zu betrachten; sogleich ist nämlich das Klingeln da und ich sinke der Länge nach hin.«

Luther nutzte bereits das lateinische Wort »Tinnitus«, das so viel wie Klingeln bedeutet. Und viele Menschen, die heute unter Tinnitus leiden, werden Beethoven und Luther recht geben – Geräusche im Ohr können einen ganz schön quälen.

Tatsächlich sind Patienten, die mit einem Tinnitus in meiner Praxis vor mir stehen, immer noch eine große Herausforderung, weil ich eben nicht einfach zu Tabletten oder einer Salbe greifen kann, um ihnen zu helfen. Es gibt noch immer keine ursächliche Therapie. Auch wenn ich solche Patienten nun schon lange behandle – ihr häufig großer Leidensdruck, bis hin zu gravierenden psychischen Beschwerden, geht mir immer noch sehr nahe.

Ich sehe meine wichtigste Aufgabe dann immer darin, ihnen erst einmal zu vermitteln: Das Leiden lässt sich nur auf den ersten Blick nicht lindern, denn es gibt wirksame Behandlungsmöglichkeiten. Dazu muss man aber erst einmal sehr genau verstehen, wodurch der Tinnitus so belastend wird und welche Zugriffsmöglichkeiten man hat. Denn instinktiv machen viele Patienten genau das Falsche und verschlimmern dadurch ihr Leiden noch.

Unter einem Tinnitus versteht man heute: Jemand nimmt Geräusche wahr, die ihren Ursprung nicht in der Außenwelt haben, sondern im Körper des Betroffenen selbst entstehen. Man unterscheidet dabei einen objektiven Tinnitus, der auch für andere hörbar ist, da er durch körpereigene Geräusche entsteht, zum Beispiel durch Strömungsgeräusche des Blutes, und den wesentlich häufigeren subjektiven Tinnitus, der nur vom Betroffenen selbst gehört werden kann.

Tinnitus ist ein relativ häufiges Phänomen unserer Zeit. Jeder Vierte hört in seinem Leben zumindest vorübergehend ein Rauschen, Brummen, Piepsen oder Pulsieren im Ohr. Die meisten Ohrgeräusche verschwinden spontan wieder, ohne dass eine Therapie erforderlich wäre. Bleiben sie aber bestehen, können sie die Lebensqualität deutlich beeinträchtigen. Die Deutsche Tinnitus-Liga (DTL) schätzt, dass etwa fünf Prozent der Bevölkerung einen chronischen Tinnitus haben. Eine aktuelle europäische Studie, die *European Tinnitus Survey,* kommt zu dem Ergebnis, dass

1,2 Prozent der befragten Bevölkerung in ganz Europa unter schwerwiegenden Ohrgeräuschen leiden.

Neben dem Geräusch selbst sind es vor allem Folge- und Begleitbeschwerden, die die Betroffenen belasten. Schlaf- und Konzentrationsstörungen, Geräuschüberempfindlichkeit, Reizbarkeit sowie Ängste und Depressionen beeinträchtigen teilweise erheblich die Lebensqualität. Die Betroffenen kommen im wahrsten Sinne des Wortes nicht mehr zur Ruhe. Wie schon beim Thema Schwerhörigkeit zeigt sich auch hier: Probleme mit den Ohren können das ganze Leben beeinflussen.

## Tinnitus ist behandelbar!

Zum hohen Leidensdruck bei Tinnitus trägt auch bei, dass sich viele Ärzte in therapeutischen Nihilismus flüchten: »Sie haben Tinnitus? Da kann man sowieso nichts machen. Am besten, Sie gewöhnen sich einfach daran« bekommen immer noch viele Tinnituspatienten zu hören und bleiben auf sich allein gestellt. Doch so ist es schon lange nicht mehr. Tinnitus kann man behandeln.

Falsche Vorstellungen von den Ursachen und den Therapiemöglichkeiten eines chronischen Tinnitus sind auch der Hauptgrund dafür, dass die Mehrzahl der Patienten immer noch schlecht oder gar nicht versorgt wird. Das aber führt häufig zu einer schleichenden Eskalation der Beschwerden und in der Folge zu Arbeits- und Berufsunfähigkeiten sowie langwierigen psychologischen Therapien oder stationären Rehabilitationsmaßnahmen.

Zeit also, mit Vorurteilen und falschen Vorstellungen aufzuräumen, zu klären, was es mit den lästigen Ohrgeräuschen auf sich hat und wie man sie wirksam behandelt.

## Woher kommen die Geräusche?

Als Allererstes, und wahrscheinlich überrascht Sie das: Wir alle haben Ohrgeräusche. Ausnahmslos, auch Sie. Denn die Ohren sind immer so alt wie man selbst und die äußeren Haarzellen gehen von Geburt an nach und nach kaputt. Diese altersbedingten Veränderungen führen zu einer veränderten Nervenaktivität im Bereich der Hörbahn. Ganz grob gesagt: Es entsteht eine Art Störstrom, der als Geräusch wahrgenommen werden kann. Glücklicherweise unterdrückt der Thalamus bei den allermeisten Menschen diese Phantomgeräusche, so wie er das mit zahlreichen anderen Umgebungs- und Körpergeräuschen tut, die er für unwichtig hält. Die meisten Menschen hören ihren Tinnitus also nicht.

Bei plötzlichen Hörverlusten, Stress oder Verspannungen der Kiefer- und Nackenmuskulatur verändert sich das aber, wie wir gleich sehen werden. Der Thalamus lässt dann die Geräusche passieren und der Tinnitus wird bewusst wahrgenommen.

Bevor diese Zusammenhänge den Experten so richtig klar wurden, entschied man sich in Einzelfällen zu relativ drastischen therapeutischen Schritten und durchtrennte den Hörnerv. Die Logik dahinter: Ohrgeräusche entstehen im Ohr und werden über den Hörnerv ins Gehirn weitergeleitet. Durchtrennt man den Hörnerv, dann müsste es zu einer Besserung der Ohrgeräusche kommen, da diese ja dann nicht mehr den Weg ins Bewusstsein fänden. Der Erfolg dieser Eingriffe blieb aber aus.

Die Patienten hörten die gleichen Ohrgeräusche wie zuvor, waren aber zusätzlich auch noch taub.

Das brachte die Wissenschaftler darauf, dass vielleicht nicht die geschädigten Sinneszellen im Ohr die eigentliche Quelle der Geräusche sind, sondern Veränderungen der

Hörverarbeitung im Gehirn als Folge der ausbleibenden Signale.

Forschungen der letzten Jahrzehnte zeigten verschiedene Veränderungen der Gehirnaktivität im Zusammenhang mit einem Tinnitus. So konnte neben den irregulären Erregungen im Bereich der Hörbahn auch eine gleichmäßigere Aktivität von Nervenzellen sowie eine Hemmung von benachbarten Nervenzellen nachgewiesen werden.

Inwieweit diese messbaren Veränderungen allerdings direkt für den Tinnitus verantwortlich sind, ist noch umstritten.

Unabhängig von diesen neurologischen Befunden stellt sich daher ganz praktisch die Frage, was denn eigentlich zu einem Tinnitus führt und warum solche irregulären Signale uns in bestimmten Fällen als Tinnitus bewusst werden und in anderen nicht.

Am Anfang meiner Praxistätigkeit stand ich der Vielfalt der Tinnitus-Patienten ziemlich ratlos gegenüber und merkte sehr schnell, dass die klassische These, Tinnitus entspräche einer Durchblutungsstörung im Ohr allenfalls für einen kleinen Teil der Patienten zutrifft. Viele von ihnen waren jung und gesund, ihr Hörtest war völlig in Ordnung. Andere hörten zwar schon schlechter, reagierten aber überhaupt nicht auf die damals übliche Behandlung einer Durchblutungsförderung.

Im Laufe der Zeit und mit der steigenden Anzahl behandelter Patienten kristallisierten sich für mich und auch für andere Ärzte drei hauptsächliche Ursachen für die Entstehung eines Tinnitus heraus, die mittlerweile auch wissenschaftlich anerkannt sind. Sehen wir uns diese einmal etwas genauer an.

## Tinnitus durch akute Hörverluste

Wir alle hören im Laufe unseres Lebens allmählich schlechter. Dennoch haben die meisten von uns keinen Tinnitus, weil die Hörverarbeitung, und in diesem Fall speziell der Thalamus als Türsteher, erkennt, dass die damit verbundenen Geräusche unwichtig sind und uns nicht gefährlich werden können. Etwas anderes ist das aber bei einem akuten Hörverlust. Hier merkt die Hörverarbeitung sofort, dass etwas nicht stimmt, und verstärkt die Geräusche, damit das Großhirn der Gefahr etwas entgegensetzen kann. Es kommt zu einem Tinnitus. Jeder kennt das, wenn nach einem lauten Konzert noch länger ein Piepsen hörbar bleibt. Zum Glück ist es meist am nächsten Morgen wieder verschwunden, weil die lärmgestressten Sinneszellen sich in der Nacht erholt haben. So glimpflich geht das aber nicht immer aus: Bleiben die akuten Schäden im Innenohr bestehen, wie nach einem Hörsturz oder einem Knalltrauma, so bleiben auch die Ohrgeräusche.

Der HNO-Arzt Professor Harald Feldmann vermutete 1992 in seinem Buch »Tinnitus«, dass die Ohrgeräusche bei Martin Luther auf einer wiederholten akuten Schädigung des Innenohres im Rahmen einer Menière'schen Erkrankung basierten. Und auch bei Beethoven ging er davon aus, dass die schnell fortschreitende Schwerhörigkeit, also ebenfalls eine Innenohrschädigung, zum Tinnitus führte.

## Tinnitus durch Stress

Stress ist eine Reaktion des Körpers auf Gefahr, und bei Gefahr braucht man möglichst viele Informationen über seine Umgebung, um richtig reagieren zu können. Vor allem akustische Informationen sind da gefragt, da sie uns auch vor Gefahren neben und hinter uns warnen und uns nachts die Orientierung erlauben. Bei Stress werden also ganz natürlicherweise vom Thalamus Geräusche, die sonst nicht wahrgenommen werden, verstärkt und an die Hörrinde weitergeleitet. Das können Umgebungsgeräusche sein, aber auch Körpergeräusche. Man kann sein Herz schlagen hören, das Rauschen des Blutes, die beschleunigte Atmung, aber unter Umständen eben auch Ohrgeräusche. Denn jeder von uns hat sie ja. Stress kann also zum Hören von Ohrgeräuschen beitragen, auch zu welchen, die dann bleiben und chronisch werden.

Ein weiterer Grund, warum Stress mittel- und langfristig zu Tinnitus führen kann, sind die negativen Folgen einer erhöhten Ausschüttung von Stresshormonen auf die empfindlichen Haarzellen im Innenohr. Hier kommt es, ähnlich wie bei einer dauerhaften Lärmeinwirkung, zu Veränderungen des Zellstoffwechsels und der Membranaktivität der Zellen sowie zu einer Durchblutungsstörung. Der dadurch beschleunigte Zelluntergang führt wiederum zu erhöhten Nervenaktivitäten im Bereich der Hörbahn und damit manchmal auch zu einem Tinnitus.

## Tinnitus durch Kiefergelenksverspannungen

Vermehrte Kiefergelenksverspannung führt beispielsweise zum Zähnepressen oder -knirschen (Bruxismus). Sie treten generell bei inneren Anspannungen als Teil der »Fight-or-Flight«-Reaktion auf. Die Nervenfasern, die die Spannung der Kaumuskulatur regeln, sind im Gehirn eng mit der Hörverarbeitung verknüpft und führen im Fall einer Anspannung dazu, dass ein Tinnitus auftreten oder sich verschlimmern kann. Diese neurologische Vernetzung ist wahrscheinlich auch ein Grund dafür, dass viele Tinnituspatienten ihr Ohrgeräusch durch eine Manipulation der Kiefergelenke, zum Beispiel durch festes Zusammenpressen der Zähne, beeinflussen können. Besonders pulsierende Ohrgeräusche werden häufig durch eine Kiefergelenksverspannung ausgelöst. Dabei hören die Betroffenen kein Phantomgeräusch durch hyperaktive Nerven, sondern ihren eigenen Herzschlag. Die innere Halsschlagader verläuft nämlich in sehr enger Nachbarschaft zur Hörschnecke und macht dort eine scharfe S-Kurve, sodass ihre Strömungsgeräusche eigentlich ständig hörbar wären, würde der Thalamus sie nicht netterweise unterdrücken. Sind die Kiefergelenke chronisch verspannt, wird dieses Geräusch als pulssynchroner Tinnitus hörbar.

Da in seltenen Ursachen auch Gefäßverengungen eine Rolle spielen können, sollte dies vor allem bei älteren Patienten abgeklärt werden. Ansonsten ist diese Form des Tinnitus, der durch das Kiefergelenk ausgelöst wird, relativ leicht behandelbar. Häufig reichen Entspannungs- und Ablenkungsmaßnahmen aus, um wieder für Ruhe zu sorgen. Auch die Verordnung einer Beißschiene oder Krankengymnastik können hilfreich sein.

## Seltenere Ursachen

Neben diesen drei häufigen Ursachen für einen Tinnitus gibt es natürlich auch noch andere. Im äußeren Ohr kann etwa Ohrenschmalz zu Störgeräuschen führen. Im Mittelohr kann ein Tinnitus durch einen Paukenerguss oder eine Mittelohrentzündung entstehen. Aber auch neurologische Erkrankungen, psychische Störungen oder Herz-Kreislauf-Erkrankungen können einen Tinnitus auslösen. Eine ausführliche HNO-ärztliche und gegebenenfalls auch eine kieferorthopädische, neurologische und internistische Untersuchung sind also bei jedem chronischen Tinnitus anzuraten.

**Akustikusneurinom**

*Veränderungen im Gehirn, gar bösartige, sind äußerst selten eine Ursache für Tinnitus. Das muss man dringend festhalten, weil viele Patienten davor Angst haben. Eine Ausnahme, die aber selten vorkommt, ist ein kleiner gutartiger Tumor im Bereich des Hör- und Gleichgewichtsnervs, das Akustikusneurinom. Dieser verläuft vom Innenohr aus durch einen engen knöchernen Tunnel (innerer Gehörgang) Richtung Schädelbasis. Kurz vor der Stelle, wo er den Tunnel verlässt, kann es zu einem vermehrten Wachstum von Zellen kommen. Wachsen diese ungebremst, engt das den Nerv im Knochentunnel immer mehr ein und die Nervenfasern geraten unter Druck.*

*Aufgrund seiner Lage mitten im Kopf und seiner Nähe zu verschiedenen Nervenstrukturen ist die operative Entfernung eines Akustikusneurinoms nicht ganz einfach und wird in neurochirurgischen Abteilungen vorgenommen. Alternativ kommt auch eine besondere Form der Bestrahlung in Betracht. Bei älteren Patienten und kleinen Tumoren kann aber auch einfach abgewartet werden.*

Nun wissen wir zwar, warum wir alle Ohrgeräusche haben, die meisten sie aber nicht hören, und kennen auch die wichtigsten Ursachen für einen Tinnitus. Dennoch stellt sich die Frage, warum nur einige Menschen unter Tinnitus leiden und andere nicht. Denn nicht alle Menschen mit Hörproblemen, Stress oder Kiefergelenksproblemen haben einen Tinnitus. Auch die Forschung zerbricht sich schon länger den Kopf darüber. Und sie konnte zumindest einzelne Faktoren ausmachen, die eine Anfälligkeit für Tinnitus begünstigen. Das ist einmal die genetisch bedingte Empfindlichkeit des Innenohres. Wer eine Anlage dafür hat, dass Sinneszellen im Laufe des Lebens schnell kaputtgehen, hat auch ein erhöhtes Risiko für einen Tinnitus. Weiter spielt die Fähigkeit, mit Stress umzugehen, also die Resilienz, eine wichtige Rolle. Wer sich generell weniger aus der Ruhe bringen lässt, wird scheinbar auch von einem Tinnitus eher in Ruhe gelassen. Vorbestehende Angststörungen, fehlendes Selbstvertrauen oder depressive Neigungen sind daher ein Risikofaktor für die Entstehung eines belastenden Tinnitus.

Ein dritter Faktor ist schließlich die emotionale Bewertung von Ohrgeräuschen. Je negativer man einen Tinnitus bewertet und je wichtiger man ihn nimmt, desto belastender kann er werden.

Klar ist aber, dass ein erst einmal bewusst wahrgenommener Tinnitus weitere Reaktionen im Gehirn auslöst, die zu einer erheblichen Beeinträchtigung der Lebensqualität führen können. Dabei spielen vor allem die engen Verbindungen der Hörverarbeitung mit der Hörrinde, mit unserem Stresssystem und mit dem limbischen Nervensystem eine wichtige Rolle.

## Warum Tinnitus krank machen kann

Eigentlich ist ein Tinnitus ja nur ein Geräusch wie jedes andere auch. Wie der Herzschlag, das Rauschen des Blutes oder die Geräusche beim Atmen. Weshalb also die ganze Aufregung? Wie kommt es, dass so viele Menschen zum Teil stark unter ihren Ohrgeräuschen leiden? Nun, das liegt vor allem an der unterbewusst ablaufenden Reaktion auf den Tinnitus. Denn wird ein Tinnitus einmal wahrgenommen, kommt es zu verschiedenen Reaktionen, die ihn immer mehr in den Fokus der Aufmerksamkeit rücken, Stress auslösen und zu negativen Emotionen führen können. Diese Reaktionen wiederum verstärken den Tinnitus und so beginnt ein Teufelskreis, aus dem sich die Betroffenen nur schwer wieder selbst befreien können. Irgendwann dreht sich das ganze Leben dann nur noch um den Tinnitus.

Ein typischer Fall ist eine 22-jährige Studentin. Sie entwickelte im Rahmen einer schwierigen Prüfungsphase erstmalig ein Ohrgeräusch. Da in dieser Phase vor allem Stress, Bewegungsmangel und die daraus resultierenden Verspannungen ursächlich für ihre Ohrgeräusche waren, fand ihr Hals-Nasen-Ohren-Arzt keine Schädigung an den Ohren. Die Cortisonbehandlung, die er ihr verschrieb, brachte entsprechend keine Besserung. Schließlich war nicht das Ohr schuld an ihrer plötzlichen Wahrnehmung der Geräusche, sondern ihre unter Stress veränderte Hörverarbeitung.

Im Laufe der Zeit belastete das Geräusch die Studentin zunehmend. Sie machte sich Sorgen, sie könnte ernsthaft erkrankt sein. Sie suchte Rat im Internet, aber die Berichte, die sie dort fand, beunruhigten sie noch mehr. Ärzte, die sie zahlreich konsultierte, konnten ihr nicht weiterhelfen. Sie ließ eine Kernspintomografie von ihrem Kopf machen, die unauffällig war, aber auch das konnte sie nicht beruhigen.

Sie schlief schlecht, fühlte sich hilflos und alleine gelassen mit ihrem Leid. Als sie schließlich zu mir in die Sprechstunde kam, äußerte sie, dass sie noch verrückt werden würde wegen des Tinnitus. Ein Satz, den ich nicht selten von Patienten höre.

## Vorsicht Eskalation!

Um zu verstehen, warum ein Tinnitus so bestimmend für die Betroffenen werden kann, sehen wir uns zunächst einmal die wichtigsten Eskalationsmechanismen an.

### *Eskalation durch einen Hörverlust*

Ist es bereits zu spürbaren Hörschäden gekommen, wie zum Beispiel im Fall von Ludwig van Beethoven, versucht die Hörverarbeitung im Gehirn, diesen Hörschaden wenigstens teilweise zu kompensieren, indem sie die akustischen Informationen nicht mehr filtert, sondern generell verstärkt. Dadurch werden mehr Außengeräusche wahrgenommen, aber auch der Tinnitus wird lauter. Keine gute Kombination. Man kann sich vorstellen, dass einen der nervige Ton im Innenohr dann noch mehr belastet.

### *Eskalation durch erhöhte Aufmerksamkeit*

Wird ein Tinnitus bewusst wahrgenommen, lenkt das Großhirn automatisch seine Aufmerksamkeit auf das ungewohnte und ungewöhnliche Geräusch. Man fragt sich, woher kommt das jetzt? Geht das wieder weg? Was soll ich tun? Je weniger der Tinnitus rational zu fassen ist, desto mehr beobachtet man ihn. Man horcht in sich hinein und lauscht den merkwürdigen Tönen. Dadurch gibt man der Hörverarbeitung aber das Signal, ihn noch mehr zu verstärken. Das ist nicht anders, als wenn man auf einem lauten

Bahnsteig versucht, sich auf eine Ansage zu konzentrieren. Der Thalamus bekommt dann das Signal, möglichst alle anderen Geräusche auszublenden und nur noch die Worte der Durchsage durchzulassen, die man in diesem Moment unbedingt verstehen möchte.

Je mehr man sich also auf seinen Tinnitus konzentriert, desto lauter wird er. Betroffene berichten teilweise sogar, dass sie ihren Tinnitus selbst dann wahrnehmen, wenn sie Musik hören oder sich einen Film ansehen. Das Gehirn hat in diesen Fällen gelernt, den Tinnitus bei lauten Umgebungsgeräuschen herauszuhören, ähnlich wie die Mutter ihr Kind auf einem Spielplatz unter allen anderen Kindern immer heraushören wird.

Für Betroffene macht es deshalb wenig Sinn, Tinnitus-Tagebücher oder Tracking-Apps zu nutzen, die täglich nach der Lautstärke des Tinnitus fragen. Im Gegenteil: Sie lenken die Aufmerksamkeit immer wieder auf den Tinnitus und verstärken so dessen Wahrnehmung.

### *Eskalation durch Stress*

Stress kann einen Tinnitus auslösen. Aber Tinnitus verursacht auch selbst Stress. Das ständige Pfeifen, Piepsen und Sirren im Ohr kann einem ganz schön auf die Nerven gehen und wirkt insofern bedrohlich, als dass man das Gefühl hat, nie wieder richtig zur Ruhe zu kommen. Da man den Tinnitus auf den ersten Blick auch nicht beeinflussen kann, erfüllt das Ohrgeräusch perfekt die Kriterien für einen starken Stressor: Es wird subjektiv als Gefahr wahrgenommen und die eigenen Einflussmöglichkeiten gehen gegen null.

Patienten schildern häufig, dass sie nach einem stressigen Tag, einer körperlichen Anstrengung oder einem Konflikt den Tinnitus deutlich lauter wahrnehmen und ihn als störender empfinden. Das wiederum löst weiteren Stress aus. Die Folgen sind Reizbarkeit, Verspannungen und Schlafstörungen – ein echter Teufelskreis.

Stresssymptome sind daher auch die häufigsten Begleitbeschwerden bei einem chronischen Tinnitus. Nahezu alle Tinnituspatienten geben an, zumindest zeitweise darunter zu leiden. Vor allem Schlafstörungen sind sehr häufig, denn beim Versuch einzuschlafen ist man weniger durch Geräusche oder andere Tätigkeiten abgelenkt und der Tinnitus ist besonders präsent. Da nachts im Dunklen das Gehör unser wichtigstes Sinnesorgan ist, verändert sich auch die Verarbeitung akustischer Signale durch den Thalamus. Man wird hellhöriger und selbst kleinste Geräusche, die nicht dem Tinnitus zuzuordnen sind und wahrscheinlich schon immer nachts in der Wohnung waren, wirken beim Einschlafen schon störend. Ein Tinnitus wirkt hier wie eine dauerhafte Lärmbelastung, nur dass man sich gegen ihn nicht einmal mit geschlossenen Fenstern oder Ohrenstöpseln wehren kann.

### *Eskalation durch die negative emotionale Bewertung*

Dass Ohrgeräusche nicht schön sind, kann vermutlich jeder bis hierher nachvollziehen, auch wenn er noch nie welche hatte. Sie stören, nerven und lassen einen nicht mehr zur Ruhe kommen. Nun hat uns die Evolution beigebracht, negative Dinge im Leben möglichst schnell wieder loswerden zu wollen. In der modernen Welt heißt das: Wenn wir Zahnschmerzen haben, nehmen wir eine Schmerztablette und gehen zum Zahnarzt. Wenn wir frieren, ziehen wir uns warm an und wenn wir mit Menschen zusammen sind, die wir nicht mögen, gehen wir wieder. Mit dieser modernen Art der »Fight-or-Flight«-Taktik haben wir also relativ gute Erfahrungen gemacht, und so ist es nur ganz natürlich, dass wir instinktiv auch den Tinnitus wieder loswerden wollen und alles versuchen, damit er wieder weggeht.

Dummerweise ist das beim Tinnitus aber nicht so einfach. Geschädigte Sinneszellen im Innenohr lassen sich nicht reparieren und die Folgen für die akustische Verarbeitung in der Hörbahn nicht einfach wieder beheben. Die Suche nach einer Lösung beginnt. Vergebliche Behandlungsversuche mit ungeeigneten Therapiemethoden sind daher vorprogrammiert. Diese verstärken den Frust und die negative Einstellung des Patienten zu seinem Leid aber immer mehr und je weniger sich der Tinnitus bessert, desto verzweifelter suchen die Betroffenen nach einer Lösung.

Je mehr man aber sein Handeln nach dem Tinnitus richtet, desto wichtiger nimmt man ihn. Und je wichtiger man ihn nimmt, desto mehr wird er von der Hörverarbeitung verstärkt. Ihr Job ist es schließlich, wichtige Geräusche zu verstärken und unwichtige zu unterdrücken. Dabei spielt es auch keine Rolle, ob man etwas gegen den Tinnitus unternimmt, beispielsweise eine weitere Therapie versucht oder wegen des Tinnitus etwas lässt, zum Beispiel nicht mehr in laute Konzerte geht. Sobald man sich nach dem Tinnitus richtet, verstärkt man ihn.

Genau wie sich Stress und Tinnitus gegenseitig verstärken, führt auch die negative Bewertung durch unsere Amygdala zu einer wechselseitigen Verstärkung von Angst, Wut und Verzweiflung einerseits und dem Tinnitus andererseits.

Vor allem Angststörungen und Depressionen infolge eines Tinnitus sind sehr häufig. Umgekehrt leiden Patienten mit vorbestehenden Depressionen oder Angststörungen auch häufiger unter einem Tinnitus. Die tendenziell negativere Bewertung in der Amygdala bei diesen Erkrankungen scheint also die Entstehung eines Tinnitus zu begünstigen.

Überhaupt beeinflussen psychische Faktoren die Tinnitusproblematik ganz erheblich. So können sich insbesondere eine ängstliche Selbstbeobachtung, die Neigung zur inneren Katastrophisierung sowie die Überbewertung körperlicher Symptome negativ auf den Krankheitsverlauf auswirken. Auch das Gefühl der Hilflosigkeit und eine fehlende Unterstützung von außen kann das Leiden am Tinnitus verstärken. Deshalb wirken sich der therapeutische Nihilismus und die wenig empathische Kommunikation von Ärzten besonders fatal aus. Statt durch eine ausführliche Beratung die Situation zu entschärfen, wird oft mit Aussagen wie »wir machen jetzt mal eine Kernspintomografie, um einen Tumor auszuschließen und ansonsten kann man da sowieso nichts machen« noch Öl ins Feuer gegossen. Die British Tinnitus Association weist in diesem Zusammenhang ganz explizit darauf hin, dass diese Form der Kommunikation eine direkte Schädigung des Patienten durch den Arzt darstellt. Ein Kunstfehler also, der immer noch eher die Regel als die Ausnahme ist. Je nachdem, wie weit die Eskalation im Einzelfall fortschreitet, kommt es zu unterschiedlich stark ausgeprägten Begleitbeschwerden und Folgeerkrankungen. Bei der Bestimmung des Schweregrades eines Tinnitus spielt daher weniger das Geräusch selbst eine Rolle, sondern vor allem die Ausprägung der psychischen und vegetativen Beschwerden.

Das in Deutschland üblicherweise verwendete Testverfahren zur Bestimmung der Tinnitusbelastung ist der Tinnitusfragebogen von Goebel und Hiller, der 1998 entwickelt wurde und den es in einer ausführlichen Fassung sowie in einer Kurzfassung als *Mini-TQ12* gibt. Mit dem Test werden verschiedene Dimensionen der Tinnitusbelastung erfasst, unter anderem die emotionale Belastung, die Anspannung, das Schlafverhalten und die innere Einstellung zum Tinnitus.

Die Kurzfassung besteht aus zwölf Aussagen, bei denen der Patient entscheiden muss, ob sie ganz, teilweise oder gar nicht auf ihn zutreffen. Dafür bekommt er zwei, einen oder keinen Punkt. Die Gesamtzahl der Punkte entscheidet dann über den Schweregrad. Testen Sie sich doch einmal selbst.

| **Mini-TQ12 von Hiller und Goebel zur Bestimmung der Tinnitusbelastung** | | | |
|---|---|---|---|
| **Aussage** | **Trifft nicht zu (0 Pkte.)** | **Trifft teilweise zu (1 Pkt.)** | **Trifft ganz zu (2 Pkte.)** |
| *Oft sind meine Ohrgeräusche so schlimm, dass ich sie nicht ignorieren kann.* | | | |
| *Wegen der Ohrgeräusche bin ich leichter niedergeschlagen.* | | | |
| *Wenn die Ohrgeräusche andauern, wird mein Leben nicht mehr lebenswert sein.* | | | |
| *Ich bin ein Opfer meiner Ohrgeräusche.* | | | |
| *Aufgrund meiner Ohrgeräusche bin ich mit meiner Familie und meinen Freunden gereizter.* | | | |
| *Wegen der Ohrgeräusche fällt es mir schwerer, mich zu entspannen.* | | | |
| *Die Ohrgeräusche haben meine Konzentration beeinträchtigt.* | | | |
| *Ich bin mir der Ohrgeräusche vom Aufwachen bis zum Schlafengehen bewusst.* | | | |

| Aussage | Trifft nicht zu (0 Pkte.) | Trifft teilweise zu (1 Pkt.) | Trifft ganz zu (2 Pkte.) |
|---|---|---|---|
| *Ich mache mir wegen der Ohrgeräusche Sorgen, ob mit meinem Körper ernstlich etwas nicht in Ordnung ist.* | | | |
| *Ich sorge mich, dass die Ohrgeräusche meine körperliche Gesundheit schädigen könnten.* | | | |
| *Wegen der Ohrgeräusche brauche ich länger zum Einschlafen.* | | | |
| *Ich denke oft darüber nach, ob die Ohrgeräusche jemals weggehen werden.* | | | |
| **Gesamtpunktezahl** | | | |

| | |
|---|---|
| **0 bis 7 Punkte** | **Leichte Belastung:** Keine nennenswerten Beeinträchtigungen durch den Tinnitus. |
| **8 bis 12 Punkte** | **Mittlere Belastung:** Zeitweise Beeinträchtigungen durch den Tinnitus mit vornehmlich vegetativen Problemen. |
| **13 bis 18 Punkte** | **Schwere Belastung:** Dauerhafte Beeinträchtigung durch den Tinnitus mit psychischen Problemen. |
| **19 bis 24 Punkte** | **Schwerste Belastung:** Sehr starke Beeinträchtigung durch den Tinnitus mit gravierenden psychischen Problemen, kein normaler Alltag mehr möglich. |

Von einem kompensierten Tinnitus spricht man, wenn der Alltag nur zeitweise durch den Tinnitus beeinträchtigt wird und es noch nicht zu dauerhaften psychovegetativen Beschwerden gekommen ist. Etwa 60 Prozent aller Tinnituspatienten fallen in diese Kategorie. Als dekompensiert bezeichnet man einen Tinnitus, bei dem die Bewältigung des Alltags deutlich erschwert oder unmöglich geworden ist und gravierende psychische Probleme bestehen. Auf immerhin 40 Prozent der Tinnituspatienten trifft das zu.

Wenn wir uns die verschiedenen Eskalationsmechanismen abschließend noch einmal ansehen, fällt auf, dass es sich hierbei keineswegs um krankhafte Prozesse handelt, sondern dass alle Systeme, also die Hörverarbeitung, das Stresssystem und die Gefühlswelt im limbischen System vollkommen gesund sind und genau das tun, was sie tun sollen. Die Verarbeitungs- und Reaktionsmechanismen, die sich in der Evolution so exzellent bewährt haben, sind bei der Bewältigung eines Tinnitus also schlichtweg überfordert.

## WAS SIE AUS DIESEM KAPITEL MITNEHMEN KÖNNEN:

1.
Unter Tinnitus versteht man Ohrgeräusche, die nur der Betroffene hört und die normalerweise von der Hörverarbeitung unterdrückt werden.

2.
Durch akute Hörschäden, Stress oder Verspannungen der Kiefergelenke können diese Geräusche bewusst werden.

3.
Eine Verstärkung durch die Hörverarbeitung, erhöhte Aufmerksamkeit, Stress und eine negative Bewertung der Ohrgeräusche führen zu Eskalationsprozessen, die die Lebensqualität des Patienten deutlich beeinträchtigen und Folgeerkrankungen verursachen können.

# DIE SEHNSUCHT NACH DER STILLE: TINNITUSTHERAPIE

## Behandlung beginnt im Kopf

Die Therapie von Tinnitus stellt Ärzte wie gesagt immer wieder vor große Herausforderungen. Daher ist gerade bei der Behandlung von Patienten mit Tinnitus eine ausführliche Aufklärung und individuelle Beratung so wichtig. Doch dafür fehlt in den Praxen häufig die Zeit – auch mir manchmal. Ein echtes Dilemma, über das ich mir immer wieder den Kopf zerbrochen habe und für das ich erst nach vielen Jahren des Probierens eine probate Lösung gefunden habe. Doch dazu später mehr.

Sehen wir uns zunächst einmal an, welche grundsätzlichen Therapieoptionen sich aus dem ergeben, was wir bisher gehört haben und räumen wir gleich mit einem weitverbreiteten Vorurteil auf, nämlich dass ein Tinnitus nur in den ersten Wochen nach seinem Auftreten erfolgreich behandelt werden kann.

Traditionell wird bei der Therapie des Tinnitus zwischen der Behandlung eines akuten Tinnitus und eines chronischen Tinnitus unterschieden. Als chronisch wird ein Tinnitus ziemlich willkürlich dann bezeichnet, wenn er länger als drei Monate besteht. Diese Unterteilung hat sich in der täglichen Praxis allerdings nicht bewährt, da sie die verschiedenen Ursachen für den Tinnitus unberücksichtigt lässt und viele Patienten verunsichert, da sie befürchten, dass es nach drei Monaten keine wirksame Behandlung mehr gibt.

Sinnvoller erscheint daher eine Unterteilung in eine Behandlung der Ohren und eine Behandlung der zentralen Hörverarbeitung mit ihren engen Verbindungen zum Stresssystem und zum limbischen Nervensystem. Während die Behandlung der Ohren tatsächlich manchmal umso schwieriger wird, je länger die Schädigung besteht, ist eine therapeutische Beeinflussung der Hörverarbeitung auch noch nach vielen Jahren möglich. Das heißt: Sinneszellen, die kaputt oder beschädigt sind, können sich nur in einem kurzen Zeitfenster durch therapeutische Hilfe erholen. Die Hörverarbeitung aber kann auch nach Jahren noch, etwa durch eine Einstellungsänderung, positiv beeinflusst und damit der Tinnitus verbessert werden. Die gute Nachricht an die Patienten: Nur weil Strukturen im Ohr, speziell die Sinneszellen, irreversibel geschädigt sind, heißt das nicht, dass der Tinnitus für immer bleiben muss. Ob ein Tinnitus stört oder nicht, entscheidet sich nämlich nicht im Ohr, sondern vor allem im Kopf.

## Therapie des Ohres

Bis vor nicht allzu langer Zeit galt ein akuter Tinnitus grundsätzlich als ein Ohrproblem und wurde auch so behandelt. Praktisch jeder Patient bekam durchblutungsfördernde Medikamente, Ginkgopräparate oder Infusionen mit Cortison. Man erhoffte sich damit, geschädigte Sinneszellen bei ihrer Heilung zu unterstützen. Heute weiß man, dass nur ein Teil der akut aufgetretenen Ohrgeräusche durch eine direkte Schädigung des Innenohres entstehen und auch nicht alle durchblutungsfördernden Mittel das Innenohr unterstützen.

Cortisonpräparate sollten daher vor allem bei einem Tinnitus mit akuten Hörverlusten, also beim Knalltrauma, beim Hörsturz oder beim akuten Hörverlust im Rahmen eines Morbus Menière verabreicht werden. Studien zeigen, dass hier eine Infusion, aber auch eine Tablettengabe von Cortison wirksamer ist als die eines Placebos. Ob das Einbringen von Cortison ins Mittelohr aufgrund der lokal höheren Dosierung einen zusätzlichen Effekt hat, ist noch nicht abschließend geklärt.

Ginkgo unterstützt die Mikrodurchblutung und schützt in gewissem Umfang Nervenzellen vor einem Absterben. Es wird deshalb vor allem bei Demenzerkrankungen als Langzeitmedikation verschrieben. Studien zeigen daher auch nur bei Tinnituspatienten, die unter Durchblutungsstörungen oder Hirnleistungsstörungen leiden, einen moderaten Effekt.

Andere Medikamente, die früher teilweise verordnet wurden, sind bei Tinnitus nachgewiesenermaßen wirkungslos.

Länger bestehende Hörschäden sind allerdings irreversibel, da die Sinneszellen im Innenohr nicht nachwachsen. Das betrifft sowohl die schleichenden Hörverluste bei der Alters- oder Lärmschwerhörigkeit als eben auch akute Hörschäden, die sich nicht mehr erholen.

## Therapie der Hörverarbeitung

Eine Behandlung der Hörverarbeitung beim Tinnitus war bis in die 1990er-Jahre nicht in der Diskussion. Ohrgeräusche kommen schließlich vom Ohr – dachte man. Doch immer mehr wurde klar, dass man dem Tinnitus durch die Behandlung des Ohres nicht Herr wird. Und mit zunehmendem Wissen über die Entstehungsmechanismen eines

Tinnitus schwenkte man um: Man machte sich auf die Suche, wie man die Hörverarbeitung, das Stresssystem und das limbische Nervensystem so beeinflussen kann, dass sie den Tinnitus unterdrücken, statt ihn immer weiter zu verstärken. Schnell kam man zu dem Schluss: Medikamente helfen nicht, es geht um etwas anderes. Der Patient muss gut aufgeklärt und beraten werden. Er muss lernen, seine Aufmerksamkeit auf etwas anderes zu lenken. Er sollte zur Ruhe kommen, damit das vegetative Nervensystem den Tinnitus nicht immer weiter verstärkt, und er sollte seine negativen Einstellungen gegenüber dem Tinnitus verändern und weniger emotional auf ihn reagieren.

Das Ziel ist also immer, den Tinnitus auch auf unterbewusster Ebene nicht mehr so wichtig zu nehmen, denn wichtige Geräusche werden von der Hörverarbeitung verstärkt.

## Aufklärung und Beratung

Aufklärung und Beratung, das hatten wir schon angedeutet, spielen gerade bei Tinnitus eine herausragende Rolle. Denn ein Tinnitus verschlechtert sich vor allem durch die negative emotionale Bewertung des Geschehens. Die Betroffenen fühlen sich frustriert und hilflos und entwickeln irrationale Ängste. Dadurch fixieren sie sich aber immer mehr auf den Tinnitus und die Eskalation ist vorprogrammiert. Umgekehrt führt das Wissen, was sich hinter dem Tinnitus verbirgt und wie man ihn beeinflussen kann, dazu, dass Ängste abgebaut und eigene Ressourcen zur Tinnitusbewältigung aktiviert werden.

Ein gutes Aufklärungs- und Beratungsgespräch durch den Arzt ist daher ein wesentlicher Bestandteil jeder Tinnitustherapie und die Basis für alle weiteren Maßnahmen.

Häufig entscheidet sich bereits hier, ob und wie sehr ein Patient unter seinem Tinnitus leidet oder in Zukunft leiden wird.

Das englische Pendant zur Deutschen Tinnitus-Liga, die British Tinnitus Association, hat 2019 eine Empfehlung herausgegeben, welche drei Kernbotschaften Ärzte ihren Tinnituspatienten im Rahmen des Erstgesprächs mitgeben sollten:

1. **Du bist nicht allein**
2. **Hilfe ist möglich**
3. **Es wird besser werden**

Leider ist das immer noch viel zu selten der Fall. Dabei können diese positiven Botschaften nachweislich dazu dienen, Ängste abzubauen und Zuversicht zu erzeugen. Sie stimmen den Patienten auf die Behandlung ein und motivieren ihn, die ersten Schritte zu machen.

Was läge da heute näher, als Patienten die notwendigen Informationen über das Internet zukommen zu lassen. So könnte man jeden jederzeit erreichen und ihm die notwendigen Informationen liefern. Leider ist Dr. *Google* da aber – wie so oft – nicht immer eine Hilfe. Im Gegenteil: Es gibt wohl über kaum ein Krankheitsbild mehr irreführende oder fehlerhafte Informationen im Internet als über Tinnitus. Patienten sind nach dem Surfen im Netz häufig stärker verunsichert und beunruhigt als seriös aufgeklärt.

Genau das war für mich der Grund, vor einigen Jahren einen eigenen *Youtube*-Kanal zu eröffnen, auf dem ich jeden Mittwoch ein kurzes Video über Tinnitus veröffentliche. Das hat gleich zwei Vorteile – für die Patienten und für mich. Erstens kann ich in der Sprechstunde, wo oft wenig Zeit ist, auf diese Videos verweisen und zweitens auch Patienten informieren, die mich nicht in der Praxis besuchen können. Ich sehe das als Chance, der Flut an Falschinformationen ein bisschen gesichertes Faktenwissen entgegenzusetzen und meine ärztliche Kompetenz auch über die klassische Sprechstunde hinaus in digitaler Form den Betroffenen zur Verfügung zu stellen.

Aber sicher, Aufklärung und Beratung alleine sind noch keine vollwertige Therapie. Sie stellen vielmehr die Voraussetzungen für eine wirksame Behandlung dar. Neue Studien zeigen sehr klar, dass ein positives ärztliches Gespräch alleine noch nicht zu einer nachhaltigen Besserung der Beschwerden bei den Patienten führt, sondern nur der Auftakt zur eigentlichen Therapie sein kann.

## Ruhe durch Geräusche

Häufig berichten mir Patienten, dass ihr Tinnitus sie tagsüber kaum stört, abends in ruhiger Umgebung und vor allem beim Einschlafen aber laut und belastend ist. Das liegt daran, dass der Tinnitus umso eher Stress auslöst und negative Emotionen weckt, je präsenter er ist. Ist man mit anderen Dingen beschäftigt und von neutralen Geräuschen umgeben, tritt er oft in den Hintergrund. Unter Umständen wird er dann sogar zeitweise gar nicht mehr wahrgenommen. Wird es aber still um einen, und ablenkende Tätigkeiten fallen weg, tritt er wieder in den Vordergrund und beginnt zu nerven.

Eine bewusste Ablenkung vom Tinnitus ist daher ein wichtiger Baustein jeder Tinnitusbehandlung und die beste Akuthilfe. Das gilt für Beschäftigungen wie Lesen, Telefonieren oder ein Bild malen ebenso wie für eine Ablenkung mit Geräuschen. Insbesondere Naturgeräusche eignen sich gut dafür. Denn Ruhe hat nichts mit Stille zu tun! Im Gegenteil: Evolutionär gesehen empfinden wir Blätterrauschen, Wasserplätschern oder Vogelzwitschern als beruhigend, während vollkommene Stille schnell bedrohlich wirkt. In Filmen wird Stille deshalb oft als Spannungselement eingesetzt. Sie signalisiert nämlich genauso Gefahr wie alarmierende Laute.

Das größere Ruheempfinden bei natürlichen Hintergrundgeräuschen beruht darauf, dass die Hörverarbeitung erkennt, dass diese Geräusche unwichtig sind und sie deshalb herausfiltert. Vermischen sie sich mit dem Tinnitus, wird auch dieser als unwichtiger bewertet und zumindest teilweise unterdrückt. Es klingt zwar etwas paradox, aber Ruhe gibt es bei Tinnitus tatsächlich nur durch andere Geräusche.

Laut einer Umfrage, die ich vor einigen Jahren bei meinen eigenen Tinnituspatienten gemacht habe, eignen sich übrigens Wassergeräusche am besten dazu. Auf die Frage, welche Geräusche ihren Tinnitus am effektivsten kaschieren würden, landeten Regenrauschen, Bachplätschern und Wellenrauschen auf den ersten drei Plätzen. Manche Patienten kaufen sich sogar einen Zimmerspringbrunnen und kommen dadurch wesentlich besser zur Ruhe als im stillen Schlafzimmer.

Das Prinzip »Ruhe durch Geräusche« machten sich die beiden Wissenschaftler Prof. Pawel Jastreboff und Prof. Jonathan Hazell Anfang der 1990er-Jahre in den USA für ihre Tinnitus-Retraining-Therapie (TRT) zunutze. Bei dieser wird ein ausführliches Beratungsgespräch mit einem sogenannten *Noiser* kombiniert. Ein Noiser ist ein Rauschgenerator, der baugleich mit einem Hörgerät ist und auch im Ohr getragen wird. Jedoch verstärkt er keinen Schall, sondern er erzeugt ein neutrales Hintergrundrauschen. Sein Rauschen mischt sich mit dem eigenen Tinnitus zu einem komplexen Gesamtgeräusch, das von der Hörverarbeitung wesentlich besser unterdrückt werden kann als der Tinnitus allein. Auf Dauer soll die Hörverarbeitung außerdem lernen, den Tinnitus als Teil des wesentlich neutraleren Gesamtgeräusches für weniger wichtig zu halten. Dieser Gewöhnungsprozess nennt sich Habituation. Durchschnittlich zwei Jahre dauert eine solche Tinnitus-Retraining-Therapie.

Was in der Theorie sehr überzeugend klingt und über 20 Jahre Goldstandard in der Tinnitustherapie war, funktioniert aber nur bei einem Teil der Patienten, da die besonderen Auswirkungen des Tinnitus auf das Stresssystem und das limbische Nervensystem unbeachtet bleiben. Neuere Studien zeigen daher auch, dass eine Tinnitus-Retraining-Therapie keine nachweisbare Langzeitwirkung hat.

Unbestritten ist jedoch der nützliche Effekt einer Geräuschablenkung und das Vermeiden völliger Stille. Das Rauschen des Noisers dient dann als eine Art akustisches Sicherheitsnetz und bringt zumindest vorübergehende Entlastung.

## Hörverbesserung

Wir hatten schon gesehen, dass die Hörverarbeitung bei einer Hörverschlechterung versucht, fehlende akustische Informationen durch eine Verstärkung möglichst aller Geräusche auszugleichen. Der Filter, der unwichtige von wichtigen Geräuschen normalerweise trennt, wird also mit zunehmender Schwerhörigkeit immer mehr außer Kraft gesetzt. Damit wird aber auch der Tinnitus immer weiter verstärkt. Gratis dazu gibt es darüber hinaus dann häufig für den Patienten noch eine Geräuschüberempfindlichkeit (Hyperakusis), da auch Störgeräusche von der Hörverarbeitung vermehrt zur Hörrinde durchgelassen werden.

Der Ausgleich der Schwerhörigkeit ist in diesen Fällen eine grundlegende Voraussetzung für eine erfolgreiche Tinnitustherapie. Verstärkt nämlich ein Hörgerät die geschädigten Frequenzbereiche und verbessert dadurch das Hören, kann die Hörverarbeitung wieder anfangen, ihrer eigentlichen Aufgabe nachzugehen, die eintreffenden akustischen Informationen zu sortieren und vor allem unwichtige Geräusche zu unterdrücken. Dies ist zwingend erforderlich, damit im Laufe der Behandlung irgendwann auch der Tinnitus unterdrückt wird.

Die europäischen Leitlinien von 2019 zur Therapie des chronischen Tinnitus, basieren auf einer Beurteilung aller aktuellen Studien zur Wirksamkeit der verfügbaren Therapieverfahren. Dabei wurde festgehalten, dass die Hörverbesserung durch ein Hörgerät eines von nur zwei Therapieverfahren mit einer wissenschaftlich nachgewiesenen Wirkung bei chronischem Tinnitus ist. Die Versorgung mit Hörgeräten ist bei Hörverlusten daher einer der wesentlichen Bestandteile jeder Tinnitustherapie. Man könnte auch sagen: Ohne Hörverbesserung kann es auf Dauer keine Verbesserung des Tinnitus geben.

## Entspannung

Neben Stille ist Stress ein weiterer Faktor, der einen Tinnitus immer wieder verstärkt und teilweise unerträglich macht. Patienten berichten mir immer wieder, dass ihr Tinnitus in Überlastungssituationen besonders laut und störend wird. Die Gründe haben wir schon kennengelernt: Bei Stress sortiert die Hörverarbeitung immer weniger Geräusche heraus, da bei einer drohenden Gefahr jede Information entscheidend sein kann. Gleichzeitig werden potenziell bedrohlich wirkende Geräusche wie ein Tinnitus sogar noch verstärkt. Das kann man sich fast wie beim Lautstärkeknopf an einer Stereoanlage vorstellen. Werden vermehrt Stresshormone ausgeschüttet, dreht der Tinnitus auf, umgekehrt wird er leiser.

Eine effektive Stressreduktion und Entspannungsmaßnahmen sind daher wichtige Bausteine im Rahmen einer Tinnitustherapie. Zumal langfristige Stressfolgen wie Reizbarkeit, Verspannungen oder Schlafstörungen selbst wieder als Stressfaktoren wirken und unter Umständen wichtige Therapiehindernisse darstellen.

Entspannung in den Alltag zu integrieren und Stress zu reduzieren ist aber leichter gesagt als getan. Denn das Aufbauen von Spannung kommt von ganz alleine. Es ist ein evolutionärer Reflex, gegen den wir nichts machen können. Entspannen dagegen ist ein bewusster Prozess, um den wir uns aktiv kümmern müssen. Das wissen auch die, die gar nicht unter einem Tinnitus leiden. Unsere durchgetaktete Welt lässt kaum Zeit für Ruhe. Viele von uns haben verlernt, sich zu entspannen. Tinnituspatienten machen häufig alleine den Tinnitus für ihren Stress verantwortlich. Aber das ist nur die halbe Wahrheit. Denn die fehlende Entspannung ist sowohl Ursache als auch Folge des Tinnitus. Die Kunst besteht darin, erst selbst zur Ruhe zu kommen, damit der Tinnitus sich beruhigt, und nicht darauf zu warten, dass der Tinnitus ruhiger wird, um sich dann zu entspannen.

Was kann man tun, um Spannung abzubauen und Ruhe zu finden? Darüber gibt es ganze Regalmeter von Beratungsliteratur und wie so oft gilt auch hier, dass jeder seinen eigenen Weg finden muss. Im Zweifelsfall hilft nur Ausprobieren. »Try and Error«, wie die Engländer sagen. Aus meiner Erfahrung heraus sind es aber vor allem drei Maßnahmen, die hilfreich sein können: Bewegen, Abschalten und Loslassen.

### *1. Bewegung*

Der evolutionäre Sinn einer Stressreaktion besteht darin, einer Gefahr zu begegnen oder vor ihr zu fliehen. Beides erfordert Bewegung und der Körper baut entsprechend

Muskelspannung auf. Da die meisten Menschen heute bei Stress aber nicht mehr kämpfen oder fliehen, sondern weiter ihrer Arbeit nachgehen und brav an ihrem Schreibtisch sitzen bleiben, werden die ausgeschütteten Stresshormone nicht ausagiert, sondern führen zu muskulären Verspannungen, Reizbarkeit und innerer Unruhe. Dabei wäre das Gegenteil richtig: Durch aktive Bewegung baut man die angestauten Spannungen wieder ab. Der Körper entspannt sich dabei automatisch und viele Patienten berichten, dass sich auch ihr Tinnitus deutlich bessert, wenn sie regelmäßig durch den Wald laufen oder Fahrrad fahren.

Als ich das in einem Patientenvortrag einmal empfohlen habe, sprach mich ein älterer Herr am Ende der Veranstaltung empört an und meinte, ob ich als Arzt denn keine besseren Methoden gegen den Tinnitus hätte. Er habe erwartet, dass ich ihm Tabletten empfehle, damit das Rauschen wegginge. Stattdessen müsse er sich hier etwas vom Spazierengehen anhören. Kopfschüttelnd verließ er den Saal noch bevor ich ihm erklären konnte, dass Bewegung alleine ihn natürlich nicht von seinem Tinnitus befreien würde, in vielen Fällen aber ein wichtiger Schritt zu mehr Ruhe und Entspannung wäre.

### 2. *Abschalten*

Ob durch den Fernseher, das Telefon oder das Internet – wir sind ständig neuen Reizen ausgeliefert, die um unsere Aufmerksamkeit buhlen. Diese Reizüberflutung löst aber auf Dauer nicht nur Stress aus, sondern überfordert auch unsere neurologischen Verarbeitungsmechanismen. Öfter mal abschalten – und zwar im wahrsten Sinn des Wortes – bewirkt da Wunder. Ein strukturierter Tagesablauf und kleine Rituale unterstützen diese Wirkung. Das können eine Tasse Tee zwischendurch sein, ein Power Nap nach dem Mittagessen oder ein kurzer Spaziergang vor dem

Schlafengehen. Solche regelmäßigen Pausen, Entspannungs- und Einschlafrituale unterstützen das Abschalten und wirken nebenbei noch gut gegen Schlafstörungen, die gerade bei Tinnituspatienten ja häufig ein Problem sind. Ich selbst habe mir mehrere solcher Rituale angewöhnt und kann seitdem wesentlich besser abschalten. Ich bewege mich regelmäßig und lese viel. Ebenso koche ich gerne abends, um zur Ruhe zu kommen.

### *3. Loslassen*

Verspannungen im Kieferbereich sind eine typische Stressfolge und verstärken direkt den Tinnitus. Ein bewusstes Lockern der Muskulatur, Dehnübungen oder eine progressive Muskelrelaxation können solche Verspannungen auflösen oder verringern. Bei starken Verspannungen sollte auch der Zahnarzt konsultiert werden. Dieser erkennt Hinweise für ein nächtliches Zähnepressen oder -knirschen und kann bei Bedarf eine Schiene anpassen oder Krankengymnastik verordnen.

Loslassen bezieht sich aber auch auf die innere Anspannung und bedeutet auch im übertragenen Sinne, nicht so verbissen zu sein. Es beinhaltet, Dinge zu verändern, die einem nicht guttun und auch mal »Nein« zu sagen, wenn eine Überlastung droht oder die eigenen berechtigten Bedürfnisse zu kurz kommen. Ebenfalls gehört dazu, locker und flexibel zu bleiben und ab und zu die Perspektive zu wechseln.

Habe ich meine Patienten über die bisher besprochenen Maßnahmen aufgeklärt, fragen viele: »Und welches Medikament soll ich jetzt nehmen?«

Dahinter steckt die tief verwurzelte Einstellung, dass gegen alles irgendein Kraut gewachsen ist. Außerdem fallen Änderungen der Lebensgewohnheiten schwerer als das Schlucken einer Pille. Das ist zutiefst menschlich. Denn das

Unterbewusstsein, das unseren Alltag bestimmt, mag keine Veränderungen und wehrt sich dagegen. Lieber nimmt es einen wachsenden Leidensdruck in Kauf und sieht sich als Opfer der Umstände als aktiv neue Handlungsoptionen zu prüfen. Das ist beim Tinnitus nicht anders als bei anderen Zivilisationskrankheiten wie Bluthochdruck, Diabetes oder Rückenschmerzen. Auch hier nehmen die meisten Patienten lieber Tabletten als sich mehr zu bewegen, ihre Ernährung umzustellen oder ein Rückentraining zu absolvieren.

Wenn Patienten aber ihre Stressfaktoren nicht selbst erkennen können und ihren Stress vielleicht sogar als noch weniger beeinflussbar erleben als den Tinnitus, kann eine Besserung der Ohrgeräusche nicht gelingen. Weil dahinter innere Einstellungen stecken, die man nicht einfach bewusst verändern kann, ist in solchen Fällen eine kognitive Verhaltenstherapie sinnvoll, die den Betroffenen bei den notwendigen Veränderungen unterstützt. Wie das genau funktioniert, werden wir weiter unten noch lesen.

## Akzeptanz

Die Hörverarbeitung verstärkt wichtige Geräusche und unterdrückt unwichtige. Solange man also den Tinnitus wichtig nimmt, und sei es dadurch, dass man ihn bekämpft, kann er nicht besser werden. Im Gegenteil, indem man sein Leben nach dem Tinnitus richtet und versucht, etwas gegen ihn zu tun, nimmt man ihn jedes Mal wichtig und die Hörverarbeitung verstärkt ihn. Erst wenn es einem gelingt, den Tinnitus auch auf unterbewusster Ebene zu akzeptieren und ihn nicht mehr so wichtig zu nehmen, bessert er sich. Denn das Wissen um die Zusammenhänge nützt einem nichts, solange das limbische Nervensystem den Tinnitus negativ bewertet und unser präfrontaler Kortex ihn am liebsten einfach weghaben will. Entscheidend für unser Verhalten im Umgang mit dem Tinnitus sind nicht unsere bewusste Einschätzung und unser rationales Wissen, sondern die emotionale Bewertung und die auf Erfahrungen basierenden Überzeugungen unseres limbischen Nervensystems. Ob wir den Tinnitus als lästig, aber harmlos, oder als schrecklich und lebensbestimmend empfinden, entzieht sich zunächst einmal unserem verstandesmäßigen Zugriff.

Die inneren Einstellungen und unterbewussten Verhaltensweisen, die uns am Tinnitus leiden lassen, sind aber kein unabwendbares Schicksal. Unser Gehirn ist zum Glück lernfähig und veränderbar. Und der Schlüssel dazu heißt Akzeptanz.

Um Akzeptanz zu erreichen, die für eine Besserung der Tinnitusbelastung so entscheidend ist, sind Therapieverfahren erforderlich, die geeignet sind, gezielte Veränderungen auf unterbewusster Ebene zu bewirken. Vor allem zwei Verfahren sind dafür geeignet: Achtsamkeitsübungen und eine kognitive Verhaltenstherapie. Beide Methoden führen zu einer höheren Akzeptanz und ihre Wirksamkeit ist nicht nur beim chronischen Tinnitus, sondern bei vielen chronischen Krankheitsbildern durch zahlreiche wissenschaftliche Studien belegt. Die schon bei der Hörverbesserung erwähnten europäischen Leitlinien zur Tinnitustherapie empfehlen daher die kognitive Verhaltenstherapie als besonders wirksame Behandlung bei chronischem Tinnitus.

## Achtsamkeit

Vielleicht denken manche von Ihnen noch, das ist doch ein Modewort. Ja mit Achtsamkeit wird im Moment viel Werbung gemacht, aber richtig eingesetzt, kann sie tatsächlich helfen.

Ganz im Moment verweilen, ihn betrachten, ohne etwas bewerten oder verändern zu wollen und einfach mal nichts tun, das fällt vielen sehr schwer. Zu sehr sind wir mit vergangenen oder zukünftigen Dingen beschäftigt oder machen uns Sorgen über Geschehnisse, die wir nicht beeinflussen können. Wenn wir Achtsamkeit üben oder meditieren, lassen wir diese Gedanken bewusst hinter uns und konzentrieren uns auf den Augenblick. Wir achten auf unsere Atmung und lassen Gefühle und Gedanken kommen und gehen, ohne sie festhalten zu wollen. Auf diese Weise nehmen wir eine neutrale Beobachterperspektive ein und gewinnen Abstand zu unseren eigenen Gefühlen und Bewertungen.

Der Begriff Achtsamkeit leitet sich ursprünglich vom buddhistischen Begriff »Sati« ab und bedeutet so viel wie »aufmerksames Wahrnehmen des Augenblicks«. Achtsamkeit heißt aber auch, sich und seine Umwelt wohlwollend zu betrachten, ohne irgendetwas zu bewerten oder zu verurteilen. Achtsam sein ist also so ziemlich das Gegenteil von dem, was wir normalerweise den ganzen Tag tun. Unser Alltag ist von unterbewussten Denkgewohnheiten und Verhaltensmustern bestimmt. Wir folgen diesen und funktionieren, ohne zu reflektieren.

Forschungsarbeiten der letzten Jahrzehnte konnten zeigen, dass vor allem drei Effekte beim regelmäßigen Üben von Achtsamkeit und Meditieren auftreten: eine erhöhte Aufmerksamkeit und Konzentrationsfähigkeit, ein verbesserter Umgang mit negativen Gefühlen und Stress sowie eine positivere Selbstwahrnehmung.

Die hinter diesen Effekten stehenden Veränderungen der Gehirntätigkeit lassen sich mit modernen bildgebenden Verfahren nachweisen. Wir reden hier also nicht von einem subjektiven Eindruck, sondern von etwas wissenschaftlich Nachgewiesenen. Wir können in gewissem Umfang unsere Gefühle aktiv beeinflussen, wenn wir uns wiederholt in Achtsamkeit üben. Der Effekt: Negative Gefühle treten mit zunehmender Achtsamkeit immer seltener auf.

Auf den Tinnitus bezogen bedeutet Achtsamkeit, ihn als neutrales Geräusch wahrzunehmen, ohne negative Gefühle beziehungsweise Angst- und Stressreaktionen zu entwickeln. Diese Entkopplung des akustischen Phänomens Tinnitus von der emotionalen Reaktion der Amygdala erleichtert auf Dauer erheblich die Akzeptanz und verringert den Leidensdruck, den die oben beschriebenen Eskalationsprozesse verursachen. Konfrontationsübungen, bei denen Betroffene bewusst ihrem Tinnitus zuhören, ohne das Geräusch emotional zu bewerten, können ebenfalls ein sehr effektiver Behandlungsbaustein sein.

**Kleine Achtsamkeitsübung**

*Setzen Sie sich auf einen bequemen Stuhl, legen Sie die Arme in den Schoß und entspannen Sie Ihre Gesichtsmuskeln. Lassen Sie die Eindrücke, die Sie empfangen, einfach auf sich wirken, ohne sie zu bewerten. Nehmen Sie die Geräusche, die Bewegungen und das Licht um sich herum wahr. Vielleicht riechen Sie auch etwas.*

*Spüren Sie Ihren Körper und atmen Sie ruhig ein und aus. Wenn Sie wollen, schließen Sie Ihre Augen und spüren in sich hinein. Nehmen Sie Körperempfindungen wahr, wie sie sind, aber bewerten Sie sie nicht. Lassen Sie die Gedanken vor Ihrem inneren Auge vorüberziehen, ohne sie festzuhalten. Versuchen Sie stattdessen, ausschließlich den Moment wahrzunehmen.*

## Kognitive Verhaltenstherapie

Die wirksamste Möglichkeit, unsere unterbewussten Reaktionsmuster zu beeinflussen, ist aber die kognitive Verhaltenstherapie. Das Grundprinzip aller verhaltenstherapeutischen Behandlungen besteht darin, sich zunächst seine emotionalen Bewertungen und unterbewussten Einstellungen bewusst zu machen und dann einzuschätzen, ob sie einem nützlich sind oder eher schaden. Die unterbewusste Einstellung, dass man ein Opfer seines Tinnitus ist oder die innere Überzeugung, dass man bei einem chronischen Tinnitus sowieso nichts mehr machen kann, führen beispielsweise ziemlich sicher zu einem höheren Leidensdruck als die Einstellung, dass der Tinnitus nur ein stressbedingtes Alarmsignal ist und man schon damit fertig wird.

Hat man seine inneren Einstellungen und Bewertungen einmal erkannt, kann man sie rational auf ihre Angemessenheit und objektive Richtigkeit hin überprüfen und gegebenenfalls korrigieren. Die Einstellungen, dass man ein Opfer seines Tinnitus ist oder bei einem chronischen Tinnitus sowieso nichts mehr machen kann, lassen sich zum Beispiel durch sachliche Informationen ganz einfach widerlegen. Deshalb ist ein gutes Gespräch mit dem Arzt so wichtig.

Wenn Patienten einmal akzeptiert haben, dass der Tinnitus genauso Teil ihrer Hörbahn ist wie der Herzschlag Teil ihres Herzens oder die Atemgeräusche Teil ihrer Atmung sind, werden sie immer weniger den Wunsch verspüren, ihn weghaben zu wollen, sondern sich auf Taktiken besinnen, die den Stress reduzieren oder die emotionalen Reaktionen auf den Tinnitus verringern. Bei diesen Vorgängen spielt die Verbindung zwischen dem limbischen Nervensystem und verschiedenen Bereichen des Großhirns eine wichtige Rolle.

Versuchen wir uns an einem Beispiel den Effekt einer kognitiven Verhaltenstherapie klarzumachen. Nehmen wir an, Sie müssen täglich über eine viel befahrene Strecke zur Arbeit fahren und ärgern sich jeden Morgen über rote Ampeln, drängelnde Verkehrsteilnehmer und überfüllte Straßen. Tagtäglich kommen Sie also schon gestresst bei der Arbeit an, ärgern sich über die vermeintlich unabänderlichen Umstände und hadern mit Ihrem Schicksal. In einer Verhaltenstherapie würden Sie sich zunächst einmal klarmachen, dass Ampeln und andere Verkehrsteilnehmer grundsätzlich nicht zu ändern sind. Zweitens würden Sie lernen, dass Ihre Reaktionen auf die Situation, nämlich vegetativ und emotional zu reagieren, zwar auf den ersten Blick sehr verständlich, aber auf den zweiten nicht zielführend sind, denn schneller kommen Sie so nicht zum Ziel, sondern höchstens verärgerter. In einem dritten Schritt würden Sie dann erkennen, dass es vor allem Ihre Reaktionen sind, die Ihnen schaden und nicht unbedingt der Verkehr selbst. Je öfter Sie sich diese Tatsache vor Augen rufen, desto eher werden Sie bereit sein, es einmal mit einer anderen Taktik zu versuchen. Sie könnten zum Beispiel morgens im Auto einen Podcast, ein Hörbuch oder Ihre Lieblingsmusik hören. Oder Sie erledigen schon ein wichtiges Telefonat oder gehen gedanklich die nächste Sitzung durch. Schnell werden Sie merken, dass die Akzeptanz der Umstände dazu führt, sich besser darauf einzustellen und gelassener zu werden.

Das Beispiel lässt sich gut auf den Tinnitus übertragen. Denn auch hier ist nicht der Ton selbst das Problem, sondern die Reaktion auf das Geräusch. Negative Emotionen und ein Hadern mit dem Schicksal sind nicht zielführend. Stattdessen öffnet eine akzeptierende Grundhaltung die Möglichkeit, den Tinnitus immer mehr in den Hintergrund treten zu lassen. Eine kognitive Verhaltenstherapie unterstützt dabei, indem sie die ungünstigen Bewertungsmuster bewusst macht und sie durch hilfreiche Einstellungen ersetzt. Dadurch kann man den Leidensdruck auch bei chronischem Tinnitus deutlich reduzieren und ihn nachhaltig bessern.

Die kognitive Verhaltenstherapie ist wissenschaftlich geprüft und ohne Nebenwirkungen. Leider gibt es jedoch sehr wenige Therapieplätze. Immer wieder habe ich Patienten eine solche Therapie empfohlen, sie kamen aber später frustriert zurück, weil sie entweder keinen Platz bekommen hatten oder ihnen nur ein Termin Monate später angeboten wurde. Die meisten meiner Bemühungen, für meine Tinnituspatienten einen Psychotherapeuten zu finden, scheiterten kläglich. Doch ich wollte mich nicht entmutigen lassen, es musste doch eine Lösung geben. Dann las ich von einer wissenschaftlichen Studie aus Skandinavien, die aufzeigte, dass Verhaltenstherapien auch online erfolgreich durchgeführt werden können. Das war die zündende Idee für mich, eine App zu entwickeln, die eine Online-Verhaltenstherapie speziell für Tinnituspatienten möglich macht. Das würde nicht nur das Ressourcenproblem lösen, sondern auch das Dilemma, dass Psychotherapeuten sich zwar mit Verhaltenstherapien auskennen, allerdings in der Regel wenig Erfahrung mit Tinnitus haben. Also sprach ich einen mir bekannten Psychologen und einige Programmierer an und begann, die Kalmeda-Tinnitus-App zu entwickeln.

Wenn ich vorher gewusst hätte, wie groß der Aufwand dafür werden würde, hätte ich das Projekt wahrscheinlich nie begonnen. Aber trotz vieler Schwierigkeiten wurde die App fünf Jahre später fertig und 2020 als erste deutsche Gesundheitsapp in das Verzeichnis der digitalen Gesundheitsanwendungen (DiGA) aufgenommen. Patienten mit chronischem Tinnitus können seitdem in Deutschland ohne Wartezeit eine kognitive Verhaltenstherapie per App auf Kosten der gesetzlichen Krankenkassen in Anspruch nehmen.

## Tinnitustherapie

Basierend auf den vier Therapieprinzipien Aufklärung, Aufmerksamkeitslenkung, Entspannung und Akzeptanzentwicklung kann für jeden Patienten ein individuell angepasster Behandlungsplan aus verschiedenen Therapiebausteinen zusammengestellt werden, der auch typische Begleitbeschwerden wie Schlafstörungen, Hyperakusis oder depressive Neigungen berücksichtigt.

In der Praxis befrage ich meine Patienten daher nicht nur nach dem Tinnitus, sondern immer auch nach möglichen Stressfaktoren, Verspannungen und psychischen oder vegetativen Beschwerden. Ein typisches Beispiel für eine solche aus mehreren Bausteinen bestehende Therapie ist der Fall eines 54-jährigen Musiklehrers.

Als er zu mir kam, hörte er seit einem Schulkonzert knapp ein Jahr zuvor ein hohes Sirren, das er anfangs tagsüber gut ignorieren konnte und das ihn nur abends, wenn es still wurde, störte. Nach einer stressigen Phase vor den Zeugnissen wurde der Tinnitus aber plötzlich lauter. Er begann auch tagsüber zu stören und das Einschlafen wurde immer problematischer. Die Angst, dass der Tinnitus nicht mehr weggehen würde und er nie mehr die Stille genießen könnte, verschlechterte den Zustand des Lehrers weiter. Er wurde gereizter und hatte erste depressive Phasen. Wegen der Schlafstörungen bekam er jetzt schon ein Schlafmittel vom Hausarzt. Der Hörtest und alle anderen Untersuchungen bei einem HNO-Arzt waren immer in Ordnung gewesen. Bei der Untersuchung fiel mir allerdings eine deutliche Blockade im rechten Kiefergelenk auf. Nach einem längeren Gespräch, in dem ich ihn auch über die Harmlosigkeit seines Leidens und die mögliche Therapie aufgeklärt hatte, empfahl ich ihm ablenkende Naturgeräusche zum Einschlafen, mehr Bewegung und Aktivitäten, von denen er wüsste, dass sie ihm guttun würden sowie einen Zahnarztbesuch zur Behandlung der Kiefergelenksprobleme. Außerdem gab ich ihm verhaltenstherapeutische Maßnahmen mit auf den Weg, um seine unbegründeten Ängste in den Griff zu bekommen. Nach drei Monaten und zwei weiteren Besuchen hatte sich seine gesamte Situation bereits deutlich gebessert. Der Tinnitus war zwar nicht weg, aber belastete ihn kaum noch. Er hatte keine Schlafstörungen mehr und die Ängste kamen immer seltener.

Zugegebenermaßen ist dies nur ein Einzelfall, aber ein typischer. Meine Erfahrung ist, dass sich auch ein chronischer Tinnitus mit den richtigen Maßnahmen schon nach relativ kurzer Zeit deutlich verbessern lässt. Da es sich vor allem bei der Stressreduktion und der Akzeptanzentwicklung um Lernprozesse im Bereich der Hörverarbeitung, des Großhirns und des limbischen Nervensystems handelt, dauert eine solche Behandlung allerdings mehrere Monate. In dieser Zeit sind auch immer Rückschläge möglich, vor allem, wenn zusätzliche Stressfaktoren eine Rolle spielen. Dadurch sollte man sich als Betroffener aber nicht entmutigen lassen. Das Leben verläuft selten geradlinig. Schwankungen der Intensität sind gerade bei chronischen Beschwerden eher die Regel als die Ausnahme.

Auch die 22-jährige Studentin, die wir weiter oben kennengelernt haben, hat auf diese Weise ihren Tinnitus schließlich in den Griff bekommen. Nachdem sie erkannt hatte, dass der Tinnitus bei ihr nicht Zeichen einer unheilbaren Erkrankung, sondern ein typisches Stresssymptom war, konnte sie wesentlich gelassener mit ihm umgehen. Anfängliche Ablenkungsmaßnahmen und vor allem ein verbessertes Stressmanagement führten schließlich dazu, dass sie ihn immer weniger wahrnahm und sich nicht mehr von ihm aus der Ruhe bringen ließ.

## WAS SIE AUS DIESEM KAPITEL MITNEHMEN KÖNNEN:

1.
Auch ein chronischer Tinnitus kann wirksam behandelt werden.

2.
Die wichtigsten Therapieprinzipien bei der Behandlung von chronischem Tinnitus sind eine ausführliche Aufklärung, die Aufmerksamkeitslenkung, Entspannung und Akzeptanz.

3.
Durch die Aufklärung können Ängste zerstreut und Vorurteile sowie Fehlinformationen richtiggestellt werden.

4.
Ruhe ist bei Tinnitus vor allem durch andere Geräusche wie Naturgeräusche erreichbar.

5.
Wichtig ist auch ein Hörgerät bei beginnender Schwerhörigkeit.

6.
Nur wenn man selbst zur Ruhe kommt, wird auch der Tinnitus ruhiger. Am besten eignen sich dafür Bewegung und Entspannungsübungen.

7.
Wichtige Geräusche werden von der Hörverarbeitung normalerweise verstärkt, unwichtige unterdrückt. Wenn man seinen Tinnitus akzeptiert und ihn nicht mehr so wichtig nimmt, wird er besser werden.

# WENN GERÄUSCHE KRANK MACHEN: HYPERAKUSIS

## Wenn das Brummen des Kühlschranks zur Qual wird

»Jetzt mach doch mal den Fernseher leise« oder »den Krach hält ja kein Mensch aus!« Das sind Konversationen, die wohl in den besten Familien vorkommen. Ob es nun wirklich zu laut ist oder ob es von dem, der sich beschwert, nur so empfunden wird, das lassen wir mal offen. Prinzipiell sind das Vermeiden von unangenehmen Geräuschen und die Sehnsucht nach Ruhe elementare Bedürfnisse des Menschen – gerade in unserer heutigen Zeit mit der ständigen Reizüberflutung. In jedem Geschäft läuft Musik, überall piepst und summt es. Eine gewisse Geräuschempfindlichkeit ist also völlig normal und zeigt zugleich, dass man sich wieder mehr Ruhe gönnen sollte.

Aber es gibt auch krankhafte Formen der Geräuschüberempfindlichkeit. Menschen, die daran leiden, werden im wahrsten Sinne des Wortes schon wahnsinnig, wenn sie das Brummen des Kühlschranks, das Kratzen eines Stiftes auf dem Papier oder die Schritte in der Wohnung nebenan hören. Dann denken sie nicht nur einfach: »Das nervt«, sondern entwickeln Stress und empfinden furchtbare Qualen dabei.

Sechs bis acht Prozent aller Menschen kennen das Phänomen, dass für sie ganz alltägliche Geräusche unangenehm laut erscheinen oder sogar unerträglich werden. Bei manch einem Betroffenen sind das nur einzelne ausgewählte Geräusche wie eben das Brummen des Kühlschranks oder das Ticken einer Uhr. Das nennt man Phonophobie oder Misophonie. Andere leiden an einer allgemeinen Geräuschüberempfindlichkeit, der Hyperakusis. Gemeinsam ist allen Formen, dass an sich harmlose Schallereignisse zu einer emotionalen und vegetativen Überreaktion führen, durch die die eigentlichen Beschwerden erst verursacht werden.

## Hyperakusis bei Hörverlust

Übersetzen könnte man Hyperakusis mit »überlautem Hören«. Normale Umweltgeräusche werden also verstärkt wahrgenommen. Sie sind ständig präsent. Alles um einen herum scheint viel zu laut zu sein. Umso paradoxer erscheint es auf den ersten Blick, dass ausgerechnet eine Schwerhörigkeit dafür verantwortlich sein soll.

Bei der Altersschwerhörigkeit haben wir bereits gesehen, dass zwei Faktoren zu einer Geräuschüberempfindlichkeit führen können: erstens das sogenannte Rekruitment, also die fehlende Ausbremsung der Wanderwelle in der Hörschnecke beim Verlust der äußeren Haarzellen. Dadurch werden Geräusche wesentlich früher als beim Normalhörenden als unangenehm laut empfunden. Zum anderen spielt der Versuch der Hörverarbeitung eine Rolle, aus dem immer geringer werdenden akustischen Input noch ein Optimum an Information herauszuholen. Je schlechter man hört, desto mehr Geräusche lässt die Hörverarbeitung passieren und desto eher werden Stör- und Hintergrundgeräusche als unangenehm wahrgenommen.

Was für die Altersschwerhörigkeit gilt, gilt aber auch für jede andere Form der Schwerhörigkeit. Der Versuch der Hörverarbeitung, den Hörverlust zu kompensieren, kann zu einer Hyperakusis führen.

## Hyperakusis bei Stress

Die häufigste Ursache für eine Hyperakusis ist allerdings Stress. Denn Stress ist eine Reaktion auf eine Gefahr. Wie schon festgestellt, ist es bei Gefahr wichtig, möglichst viele Informationen über seine Umgebung zu erhalten, um richtig reagieren zu können. Und da ist das Gehör unser wichtigstes Sinnesorgan. Deshalb verstärkt die Hörverarbeitung bei Stress alle Geräusche, auch die Stör- und Hintergrundgeräusche wie das Brummen des Kühlschranks oder das Knacken eines Astes. Die Hörverarbeitung bewirkt dies, weil solche normalerweise unbedeutenden Geräusche in einer Gefahrensituation unter Umständen entscheidende Informationen liefern könnten.

Je nach der emotionalen Bewertung durch die Amygdala lösen diese Geräusche dann aber selbst häufig wieder Stressreaktionen aus, sodass schnell ein Teufelskreis entsteht. Je mehr man sich über ein Geräusch ärgert, desto wichtiger nimmt man es, und wichtige Geräusche werden nun mal verstärkt. Auf Dauer lernt die Hörverarbeitung durch diese vermehrte Aufmerksamkeit sogar, diese unangenehmen Geräusche nicht mehr zu filtern, sondern verstärkt sie noch. Die neuronalen Netze im Gehirn verändern sich, und das Problem wird chronisch.

Besonders fatal wird es, wenn die Betroffenen sich dann auch noch vor den vermeintlich stressenden Geräuschen zu schützen versuchen, indem sie Ohrenstöpsel benutzen. Das bringt zwar kurzfristig eine gewisse Erleichterung, lässt das

Problem aber immer weiter eskalieren. Denn ein Stöpsel im Ohr ist nichts anderes als eine künstliche Schwerhörigkeit und diese verstärkt wiederum die Hyperakusis.

In etwa 30 Prozent der Fälle ist eine Hyperakusis zusätzlich mit einem Tinnitus verbunden oder geht diesem voraus. Das erklärt sich durch die gemeinsamen Ursachen. In beiden Fällen führt Stress zu einer fehlerhaften Filterfunktion der Hörverarbeitung. Es handelt sich also um eine Funktionsstörung oder, etwas moderner ausgedrückt, um ein Softwareproblem und nicht um einen Hardwareschaden im Gehirn. Das bedeutet aber auch, und das ist die gute Nachricht, dass sich die Störung rückgängig machen lässt. Die Hörverarbeitung kann wieder lernen, Geräusche zu filtern und nicht bewusst werden zu lassen. So wie sie es jahrelang gemacht hat, bevor wir in zu viel Stress geraten sind.

Das geht aber nicht durch ein Vermeiden unangenehmer Geräusche, sondern im Gegenteil, nur durch eine allmähliche Gewöhnung daran. Man kann es gut mit einer Hyposensibilisierungsbehandlung bei einer Allergie vergleichen. Bei einer Allergie reagiert das Immunsystem übermäßig etwa auf harmlose Pollen. Es bekämpft die Pollen wie eine echte Bedrohung. Bei einer Hyperakusis reagiert das Hörsystem übermäßig auf harmlose Geräusche. Führt man nun bei einer Allergie dem Betroffenen in ansteigender Dosierung genau die Stoffe zu, die der Körper nicht mag, lernt das Immunsystem im Laufe der Zeit, nicht mehr überzureagieren. Die allergischen Symptome verbessern sich und verschwinden manchmal sogar ganz. Konfrontiert man jemanden, der an einer Hyperakusis leidet, über längere Zeit mit zunehmend unangenehmen Geräuschen in ansteigender Lautstärke, lernt die Hörverarbeitung ebenfalls, nicht mehr überzureagieren und unterdrückt solche Geräusche. Am besten funktioniert das mit einem Hörtraining.

## Hörtraining bei Hyperakusis

*Bei einer Hyperakusis kommt es darauf an, den Teufelskreis aus Geräuschüberempfindlichkeit und Stress zu durchbrechen und schrittweise wieder eine Toleranz gegenüber normalen Umweltgeräuschen aufzubauen. Das sieht in der Praxis wie folgt aus:*

- *Man sucht sich Geräusche, die eine möglichst geringe Stressreaktion auslösen, also beispielsweise angenehme Musik.*
- *Man stellt diese Musik zunächst auf eine angenehme Lautstärke, die ebenfalls keinen Stress auslöst, und erhöht sie dann ganz leicht.*
- *Man lässt die Musik eine halbe Stunde laufen, ohne die Lautstärke noch einmal zu verändern, und beachtet sie möglichst nicht weiter, sondern beschäftigt sich mit etwas anderem.*
- *Ist man anfangs vielleicht noch etwas von der Musik irritiert, wird man schon nach relativ kurzer Zeit bemerken, dass sie einen kaum noch stört. Das liegt an dem sogenannten »Feten-Effekt«. Ist man auf einer Fete mit lauter Musik, wird die Hörverarbeitung diese auf Dauer als vermeintliches Störgeräusch unterdrücken. Denn rein evolutionär gesehen ist Tanzmusik nichts, was das Gehirn wirklich interessiert. Nach ein paar Stunden kommt einem die Musik dadurch leiser vor. Da Tanzen aber nur bei lauter Musik richtig Spaß macht, stellt man sie lauter. Spätestens beim dritten Lauterstellen im Laufe des Abends steht dann die Polizei vor der Tür, denn die Hörverarbeitung der Nachbarn reagiert auf die zunehmende Lautstärke leider anders als die der Partygäste.*

*Beim Hörtraining führt also das Hören angenehmer, nicht allzu lauter Musik dazu, dass die Hörverarbeitung diese schon nach kurzer Zeit automatisch unterdrückt. Gelingt das problemlos, beginnt der nächste Schritt:*

- *Man sucht sich Geräusche, die vielleicht nicht ganz so angenehm sind, zum Beispiel Musik, die man nicht wirklich mag und stellt auch diese auf eine Lautstärke, die knapp über der Schwelle liegt, die man als angenehm empfindet. Daraufhin beschäftigt man sich wieder mit anderen Dingen.*
- *Im Sinne eines Trainings steigert man so allmählich den »Schwierigkeitsgrad«, indem man das unangenehme Geräusch immer lauter macht.*

*Auf Dauer lernt die Hörverarbeitung durch dieses Hörtraining, auch unangenehme Geräusche wieder zu unterdrücken. Die Hyperakusis lässt sich so fast immer in wenigen Wochen in den Griff bekommen. Voraussetzung für eine nachhaltige Besserung ist allerdings auch, dass man auslösende Stressfaktoren erkennt und beseitigt. Denn nur wenn der Stresslevel nachhaltig sinkt, kann die Hörverarbeitung lernen, die Geräusche wieder wirksam zu filtern. Ansonsten ist die Hyperakusis schneller wieder da, als einem lieb ist.*

## Phonophobie und Misophonie

Während es sich bei der Hyperakusis um eine Überempfindlichkeit gegen alle Geräusche handelt, reagieren Patienten mit Phonophobie und Misophonie nur auf bestimmte Geräusche. Bei der Phonophobie (griechisch: »Angst vor

Geräuschen«) steht dabei das ängstliche Vermeiden der Geräusche im Vordergrund. Bei der Misophonie (griechisch: »Hass auf Geräusche«) die aggressive Reaktion. Letztlich handelt es sich in beiden Fällen um eine stark emotionale Stressreaktion, die einmal eher einer »Flight«-Reaktion (Phonophobie) und einmal eher einer »Fight«-Reaktion (Misophonie) entspricht.

Beide Beschwerdebilder entstehen durch die starke Einbeziehung des vegetativen und limbischen Nervensystems. Häufig liegen negative Einstellungen, schlechte Erfahrungen oder Überforderungssituationen vor. Die Verknüpfung negativ bewerteter Situationen mit bestimmten Geräuschen führt langfristig zu einer klassischen Konditionierung. Ähnlich wie der berühmte Hund des russischen Nobelpreisträgers Iwan Petrowitsch Pawlow, der schon beim Klingeln des Glöckchens Speichel bildete, weil er gelernt hatte, dass es danach Fressen gibt, entwickeln Patienten mit einer Phonophobie oder Misophonie Angst, Wut oder Ärger bei bestimmten Geräuschen.

Eine Sportlehrerin beispielsweise, die mit einer besonders lauten Klasse ihre Schwierigkeiten hat, kann eine echte Aversion gegen den Lärm in der Sporthalle entwickeln. Der Stress durch die Unterrichtssituation verknüpft sich unterbewusst mit der Abneigung gegen den als zunehmend laut empfundenen Krach. Verstärkt wird das Ganze noch durch das Gefühl, dieser Situation machtlos ausgeliefert zu sein. Sie muss ja unterrichten. Das kann in Einzelfällen so weit gehen, dass sie sich nicht mehr in der Lage sieht, als Lehrerin zu arbeiten. Es leuchtet schnell ein, dass das aber nicht die Lösung des Problems sein kann.

Bei einer Phonophobie ist also nicht so sehr der Lärm selbst das Problem, sondern die enge Verbindung von Hörverarbeitung, Stresssystem und limbischem Nervensystem. Die in ihren Ohren besonders laute und vielleicht freche Klasse nervt die Lehrerin einfach. Eine Therapie besteht daher sinnvollerweise aus einer Kombination von Hörtraining, individueller Stressreduktion und gegebenenfalls verhaltenstherapeutischen Maßnahmen. Diese dienen dazu, die eigentlichen Stressfaktoren zu erkennen und die negativen inneren Einstellungen zu reflektieren. Meist finden sich dann Lösungen und Ideen, um die Phonophobie zu überwinden.

**Hörtraining bei Phonophobie**

*Im Gegensatz zur Hyperakusis reagieren Patienten mit Phonophobie nur gegen bestimmte Geräusche überempfindlich. Beim Hörtraining gilt es also, eine Toleranz gegenüber diesen speziellen Geräuschen zu erreichen.*

*Im Fall der Sportlehrerin könnte das bedeuten, dass sie sich die Geräusche einer lauten Sporthalle zu Hause in entspannter Umgebung und zunächst sehr leise als Sounddatei anhört. Durch die Abwesenheit der Klasse, die geringe Lautstärke und die Möglichkeit, den Ton jederzeit abstellen zu können, entwickeln sich deutlich weniger Stressreaktionen.*

*Im weiteren Verlauf könnte sie dann die Lautstärke steigern und sich dann Schritt für Schritt auch realen Situationen aussetzen, beispielsweise in einer anderen Sporthalle, in der man selbst keinen Unterricht geben muss.*

*Durch diese Art des Hörtrainings wird die Verarbeitung des Stress auslösenden Geräusches nach und nach vom Stresssystem und limbischen Nervensystem wieder abgekoppelt und die nächste laute Klasse wird nicht mehr als so schlimm empfunden.*

Der Begriff der Misophonie wurde von dem amerikanischen Forscher Pawel Jastreboff geprägt und wird auf Fälle angewendet, bei denen eine aggressive Reaktion auf bestimmte Geräusche im Vordergrund steht. In die HNO-Praxis kommen zum Beispiel immer wieder Patienten, die sich beklagen, dass ihr Nachbar jeden Abend, wenn sie schlafen wollen, stundenlang duscht. Das Geräusch mache sie verrückt und sie überlegten sogar, deswegen umzuziehen. Natürlich, nüchtern betrachtet, eine völlige Überreaktion.

Bekannt sind auch Fälle, in denen Menschen die Kau- und Schluckgeräusche ihrer Angehörigen nicht ertragen und deswegen vermeiden, mit ihnen zusammen zu essen. Was das für den Familienfrieden bedeutet, ist gut vorstellbar. Solchen Patienten muss man tatsächlich schnell helfen, damit ihr Leben nicht aus dem Ruder gerät.

Das Problem bei der Misophonie ist die maximale Abneigung gegen ein bestimmtes Geräusch. Wenn man etwas aber als extrem störend bewertet, nimmt man es auch als ein besonders wichtiges Geräusch wahr, was es in der Hörverarbeitung nun mal verstärkt. Je größer die Abneigung, desto lauter und präsenter also das Geräusch. Ein Teufelskreis.

Da die emotionale Bewertung durch das limbische System bei der Misophonie im Vordergrund steht, hilft in der Regel nur eine Verhaltenstherapie. Voraussetzung hierfür ist allerdings das Problembewusstsein des Betroffenen. Er muss einsehen, dass nicht der duschende Nachbar oder die essende Ehefrau das Problem ist, sondern er selbst. Diese Gespräche sind in der Praxis nicht so einfach. Oft fehlt die Krankheitseinsicht bei den Patienten. Für sie ist das Geräusch das Problem und nicht ihre innere Einstellung.

## WAS SIE AUS DIESEM KAPITEL MITNEHMEN KÖNNEN:

1\.
Durch Schwerhörigkeit oder Stress kann es dazu kommen, dass die Hörverarbeitung Störgeräusche nicht mehr filtert und diese einem dann unangenehm bewusst werden.

2\.
Die Wahrnehmung unangenehmer Geräusche führt selbst wieder zu Stress oder zu einem Vermeidungsverhalten, was die Geräuschüberempfindlichkeit weiter verstärkt. Ein Teufelskreis entsteht.

3\.
Eine allgemeine Geräuschüberempfindlichkeit nennt man Hyperakusis. Sie wird mit einem Hörtraining in Sinne einer Hyposensibilisierungsbehandlung therapiert.

4\.
Als Phonophobie oder Misophonie bezeichnet man eine Überempfindlichkeit gegen bestimmte Geräusche. Diese lassen sich mit einer kognitiven Verhaltenstherapie behandeln.

# 5

# WELLNESS FÜR DIE OHREN

# BALSAM FÜRS GEHÖR: GERÄUSCHE UND EMOTIONEN

## Wohltuende Klänge

Wir geben zu, in den vergangenen Kapiteln konnte man den Eindruck gewinnen, Geräusche, akustische Signale und vieles mehr, was unsere Ohren erreicht, hätten vor allem negative Einflüsse auf unser Wohlbefinden. In diesem Kapitel wollen wir dem etwas entgegensetzen, denn unsere akustische Welt bereichert unser Leben natürlich immens. Nicht nur durch die Möglichkeit der Kommunikation. Geräusche, Klänge und Musik können uns entspannen und sogar gesund machen.

Woran sicher nicht zu rütteln ist: Eine akustische Reizüberflutung, Lärm oder Ohrgeräusche sind Stressfaktoren, die dazu führen, dass wir ständig unter Strom stehen und kaum noch entspannen. Bei der Tinnitustherapie haben wir allerdings schon eine auf den ersten Blick vielleicht etwas paradox scheinende Möglichkeit kennengelernt, für mehr Ruhe zu sorgen: nämlich durch Geräusche!

Wir erinnern uns: Geräusche sind eine der wichtigsten Informationsquellen für unser Gehirn. 24 Stunden am Tag, sieben Tage die Woche kommen akustische Signale in unserem Gehirn an. Unser Gehör schläft nie, und der Thalamus sortiert tagein, tagaus die eintreffenden Signale nach ihrer Wichtigkeit. Dabei arbeitet er eng mit der Amygdala zusammen, die für die emotionale Bewertung der Geräusche zuständig ist. Droht Gefahr, wird der Körper in einen Aktivitätszustand versetzt, um die Gefahr abzuwenden. Nun kommt aber der Clou: Das funktioniert auch andersherum. Während bedrohliche Geräusche eine Ausschüttung von Stresshormonen bewirken, aktivieren harmlose Hintergrund- und Naturgeräusche unsere Entspannungssysteme. Hören wir Waldrauschen, einen Springbrunnen oder das Summen des Kühlschranks, übernimmt der Parasympathikus das Zepter, die Hypothalamus-Hypophysen-Achse reduziert die Cortisonausschüttung und das aufsteigende retikuläre Aktivierungssystem erzeugt eine schläfrige Ruhe in uns.

Allzu gut verdeutlicht das die Vorstellung einer Sommerwiese oder eines Seeufers. Stellen Sie sich vor, Sie liegen auf einer solchen Wiese und blicken in den Himmel. Die Vögel zwitschern, der Wind weht leicht in den Bäumen, Bienen summen um Sie herum und irgendwo im Hintergrund spielen ein paar Kinder Fußball. An einem See käme vielleicht noch das Rauschen kleiner Wellen oder das Geräusch eines Motorboots dazu. Ein Flugzeug brummt hoch in der Luft und zieht einen weißen Kondensstreifen hinter sich her. Es ist also in einer solchen Situation keineswegs still um Sie und dennoch verspüren Sie eine friedliche Ruhe, Ihr Puls entschleunigt sich und Sie atmen ruhiger und tiefer. Wenn Sie jetzt noch die Augen schließen, ist es sehr wahrscheinlich, dass Sie eindösen.

Die Geräusche um Sie herum führen also dazu, dass Sie sich entspannen. Sogar mehr, als Sie es in einem stillen Zimmer ohne jedes Geräusch tun würden. Denn harmlose Hintergrund- und Naturgeräusche signalisieren dem Zwischenhirn: Alles ist gut, mir kann nichts passieren.

Dieses Gefühl der Grundsicherheit bringt der Mensch von Kindesbeinen an mit. Kinder schlafen viel besser ein, wenn es nicht mucksmäuschenstill ist, sondern wenn die akustische Umgebung ihnen Sicherheit suggeriert. Eine

Spieluhr, die beruhigende Stimme der Mutter nebenan oder das Brummen des fahrenden Autos lassen sie schneller einschlafen als ein hermetisch abgeriegeltes Kinderzimmer.

Das Kleinhirn (Cerebellum) spielt beim zur Ruhe kommen ebenfalls eine wichtige Rolle, denn es ist unter anderem für Rhythmuserkennung und rhythmische Bewegungen zuständig. Aufgrund der Verbindungen zwischen der Hörverarbeitung, dem aufsteigenden retikulären Aktivierungssystem und dem Kleinhirn werden daher schlaffördernde akustische Maßnahmen bei Kindern durch rhythmische Bewegungen wie Wiegen oder sanftes Schaukeln noch unterstützt. Aber auch viele Erwachsene kennen das Phänomen – als Beifahrer auf langen Autofahrten kann man schnell mal nur noch mit Mühe die Augen offenhalten.

Generell gilt also, regelmäßige Bewegungen und Klänge haben einen beruhigenden Effekt, während eine plötzliche Unregelmäßigkeit vom Kleinhirn als Alarmsignal interpretiert wird und im Zweifelsfall zu einer Stressreaktion führt. Das ausgesprochen gute Rhythmusgefühl des Kleinhirns lässt sich also hervorragend zur Entspannung durch Musik nutzen. Abweichungen eines regelmäßigen Klangbildes führen jedoch zu einer erhöhten Anspannung. Kommt also auf die Sommerwiese ein Traktor gefahren, ist es erst mal aus mit der Entspannung, selbst wenn er ganz am anderen Ende der Wiese mäht.

## Wie entstehen Emotionen?

Gerade haben wir gelernt, wie Musik oder andere Geräusche in uns Ruhe und Entspannung hervorrufen können. Aber solche Klänge können noch viel mehr. Denn neben der Verbindung zum vegetativen Nervensystem, das über Anspannung und Entspannung entscheidet, gibt es ja auch noch eine Verbindung der Hörverarbeitung zum limbischen Nervensystem, also unserem emotionalen Kontrollzentrum. Und hier können neben negativen natürlich auch positive Gefühle erzeugt werden. Vor allem Musik kann unsere Stimmung aufhellen. Das spielt für unsere körperliche und psychische Gesundheit eine wichtige Rolle. Egal ob es um Schmerzen, eine Depression, Schlafstörungen oder Allergien geht. Immer gilt: Negative und pessimistische Gefühle verschlechtern die Prognose und verstärken den Leidensdruck, während positive, optimistische Gefühle die Situation meist verbessern. Also muss es unser vorrangiges Ziel sein, mit so vielen positiven Gefühlen wie möglich durchs Leben zu gehen. Wie man das am besten macht, wollen wir uns in diesem Kapitel anschauen.

Wie schon gesagt, entstehen unsere Gefühle vorrangig im limbischen Nervensystem und die Amygdala fügt all unseren Sinneswahrnehmungen automatisch eine emotionale Färbung hinzu. Optische oder akustische Informationen empfinden wir dadurch als angenehm oder unangenehm, schön oder nicht schön. Neben der Amygdala sind aber noch weitere Teile des limbischen Nervensystems sowie das Kleinhirn an der Emotionsentstehung und -regulierung beteiligt. Teilweise haben wir dieses ausgeklügelte System schon bei der Hörverarbeitung kennengelernt. Es macht aber Sinn, es jetzt noch einmal genauer unter die Lupe zu nehmen.

Dazu müssen wir uns allerdings erst einmal klarmachen, was Emotionen überhaupt sind und wozu wir sie haben. Irgendeinen evolutionären Vorteil muss es ja haben, dass wir Trauer, Neid, Ekel, Angst, Freude, Liebe und noch viele andere Gefühle empfinden.

Die Wissenschaft hat sich mit einer Definition von Emotionen immer etwas schwergetan. Das liegt vor allem daran, dass es sich dabei nicht um objektiv messbare Körperfunktionen handelt, wie etwa die Pulsfrequenz, den elektrischen Hautwiderstand oder das Hörvermögen, sondern um subjektive Empfindungen.

Was wir als Wut, Scham oder Liebe spüren, basiert auf dem komplexen Zusammenspiel neuronaler Netze, die sich über fast das ganze Gehirn verteilen und die von einer Vielzahl von Botenstoffen aktiviert oder gehemmt werden. Dazu kommt, dass wir selten nur ein einziges Gefühl haben, sondern es sich fast immer um ein Gemisch verschiedener, sich teilweise sogar widersprechender Emotionen handelt.

Der Silbermedaillengewinner bei einem olympischen Wettbewerb beispielsweise wird häufig neben der Freude über seine gute Platzierung auch Enttäuschung darüber empfinden, dass es nicht für die Goldmedaille gereicht hat. Ein pubertierender Jugendlicher, der seine Mutter eigentlich liebt, kann sich gleichzeitig fürchterlich über sie aufregen.

Positive und negative Emotionen können also in einer Situation gleichzeitig nebeneinander bestehen und werden auch in unterschiedlichen Bereichen des Gehirns verarbeitet. Welches Gefühl dabei überwiegt, hängt ganz von der unterbewussten Bewertung der Situation oder des Reizes ab. Das ist ähnlich wie bei der Stressreaktion, wo auch nicht der Reiz selbst dafür entscheidend ist, ob eine Stressreaktion ausgelöst wird, sondern erst die Bewertung des Reizes durch das Zwischenhirn.

Die emotionale, gefühlsmäßige Bewertung von Situationen und Reizen ist ähnlich wie beim Stress teilweise genetisch festgelegt, teilweise erlernt. So löst verdorbene Nahrung bei fast allen Menschen Ekel aus. Schwere Erkrankungen und der Tod eines nahestehenden Menschen machen uns traurig. Ein leckeres Essen oder ein attraktiver Partner werden dagegen bei den meisten Glück und Freude erzeugen. Diese genannten Reaktionen sind genetisch programmiert und relativ leicht vorhersehbar. Erlernte Gefühlsreaktionen sind dagegen von kulturellen Faktoren und von den eigenen Lebenserfahrungen, vor allem in den ersten Lebensjahren, abhängig. Worüber ich mich ärgere, wann ich mich schäme und wie schnell ich mir Sorgen mache, ist von Mensch zu Mensch verschieden und kann sich auch im Laufe des Lebens oder von Situation zu Situation ändern.

Anhand der eben genannten Beispiele können wir davon eine Idee bekommen, was der evolutionäre Wert von Gefühlen sein könnte. Ekel vor verdorbenen Lebensmitteln wird mich davon abhalten, diese zu essen, selbst wenn ich Hunger habe. Die Liebe, die ich für meinen Partner empfinde, wird mich eher dazu bringen, eine Familie zu gründen und Kinder mit ihm zu haben. Beide Gefühle bewegen uns also zu Handlungen, die letztlich das Überleben der eigenen Art begünstigen. Ein wichtiger Grund, warum es Gefühle gibt, ist also, dass sie uns motivieren, Dinge zu tun, die uns guttun und die unser Fortbestehen sichern.

Gefühle sind auch immer mit körperlichen Reaktionen verbunden. Das können unsichtbare Reaktionen sein, wie das Kribbeln im Bauch, wenn man verliebt ist oder die geballte Faust in der Hosentasche, wenn man wütend wird. Gefühlslagen spiegeln sich aber auch in der Körperhaltung, in der Mimik und im Tonfall eines Menschen wider. Nicht umsonst sind Stimme und Stimmung verwandte Begriffe.

Wir zeigen unsere Gefühle also, ob wir es bewusst wollen oder nicht. Wir kommunizieren über sie ständig mit unseren Mitmenschen, auch ohne ein Wort zu sagen. Gleichzeitig erkennen wir auch die Gefühle anderer, ohne dass diese sagen: »Schau her, ich bin sauer«. Wir fühlen mit ihnen.

Tatsächlich können sich Gefühle auf diese Weise sogar von einem auf den anderen Menschen übertragen. Ist ein

Familienmitglied beispielsweise depressiv, überträgt sich die negative Stimmung häufig auf die ganze Familie. Umgekehrt fühlt man sich in einer Gruppe positiv gestimmter Menschen selbst gleich viel wohler.

Emotionen erzeugen und verstärken also ein Gemeinschaftsgefühl und auch das hat evolutionäre Vorteile, denn der Mensch hat nur in der Gruppe und in sozialen Strukturen eine Überlebenschance. Empathie und soziale Intelligenz sind nur zwei Begriffe, die die Fähigkeit beschreiben, die Emotionen anderer zu erkennen und angemessen auf sie zu reagieren.

## Gefühliges Gehirn

Wo aber entstehen diese Gefühle und wie werden sie reguliert? Sehen wir uns dazu noch einmal etwas genauer die neuronalen Strukturen und Botenstoffe an, die dafür verantwortlich sind.

Die zentrale Rolle der Amygdala im Bereich des Zwischenhirns hatten wir ja schon ausführlich beschrieben. Durch ihre vielfältigen Verbindungen ist sie das Herzstück des limbischen Nervensystems und gleichzeitig der Verbindungsknoten zu den eintreffenden Sinneseindrücken und zum Stresssystem.

**Limbisches Nervensystem**

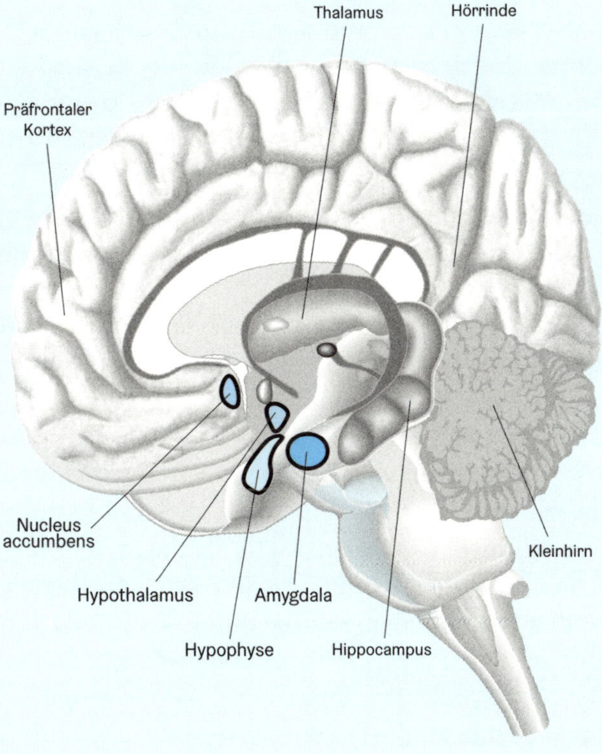


Aber auch andere Strukturen des limbischen Nervensystems spielen eine wichtige Rolle. So ist der Hippocampus nicht nur für Lernprozesse und das Bereitstellen von Gedächtnisinhalten zuständig, sondern auch für bindungsbezogene Emotionen. Er kann über eine Verbindung zum Hypothalamus die Ausschüttung der Hormone Vasopressin und Oxytocin auslösen. Diese Hormone fördern soziale Bindungen, Hilfsbereitschaft und das Fürsorgeverhalten für den Nachwuchs. Der Hippocampus gewährleistet damit die Kontinuität familiärer und sozialer Beziehungen und ermöglicht uns das, was wir Nächstenliebe nennen.

Der Nucleus accumbens ist ebenfalls Teil des limbischen Nervensystems und sorgt durch die Ausschüttung von Dopamin für Spaß und gute Gefühle. Er wird auch als Belohnungssystem bezeichnet, weil er uns durch das gute Gefühl, das dabei herauskommt, besonders stark zu Handlungen motivieren kann. Da sich diese Extraportion Glück auch durch Drogen, Essen oder sexuelle Aktivität auslösen lässt, besteht allerdings bei entsprechender Veranlagung eine erhöhte Suchtgefahr.

Der präfrontale Kortex ist ein besonders wichtiges System für unsere Emotionsregulation. Er ist der jüngste Teil des limbischen Nervensystems und einer der wichtigsten Bereiche im Gehirn, in dem die Regulation emotionaler Prozesse angesiedelt ist. Hier entstehen unsere inneren Einstellungen und Motive genauso wie Schuldgefühle, Vorurteile und unser Gewissen. Mehr als die anderen Bereiche der Emotionsverarbeitung werden die neuronalen Netzwerke des präfrontalen Kortex durch kulturelle Einflüsse und persönliche Lebenserfahrungen geprägt.

Der präfrontale Kortex arbeitet nicht logisch wie das Großhirn. Seine Inhalte lassen sich deshalb auch nur schwer verbalisieren. Er agiert intuitiv, emotional und erfahrungsbasiert. Er steuert weitgehend unsere Gewohnheiten und unser Verhalten im Alltag, was den Vorteil hat, dass die Bewertungen, die wir ständig zu treffen haben, und unsere Verhaltensentscheidungen schnell und unkompliziert getroffen werden, ohne dass unser Großhirn eingreifen muss. Durch seine kulturelle Prägung begünstigt er außerdem gruppenkonformes Verhalten und erleichtert so die soziale Integration.

Nachteilig ist jedoch, dass die Meinungen des präfrontalen Kortex häufig schlichtweg falsch und die daraus abgeleiteten Einstellungen und Verhaltensweisen kontraproduktiv für so manche Situation sind.

Wenn man verstehen will, warum Menschen Vorurteile haben, nur selektiv Dinge wahrnehmen, die in ihre Weltsicht passen und »Fake News« vertrauen, findet man die Antwort in der Arbeitsweise des präfrontalen Kortex. Er ist anfällig für einfache und intuitiv erfassbare »Wahrheiten« und kann so bei komplexeren, nicht intuitiv erfassbaren Problemen wie etwa dem Klimawandel oder der Coronapandemie notwendige Verhaltensänderungen verhindern.

In der zwischenmenschlichen Kommunikation führt das Autopilot-System des präfrontalen Kortex häufig zu emotionalen Kurzschlussreaktionen. Man reagiert unüberlegt und aggressiv, fühlt sich schnell angegriffen und ärgert sich, wenn andere einen vermeintlich nicht verstehen. Der Vorteil, dass man sich durch ihn gruppenspezifischen Denk- und Verhaltensmustern besser anpassen kann, führt außerdem häufig zu einer Abgrenzung nach außen. Andersdenkenden wird dann mit Misstrauen und Feindseligkeit begegnet. In der Steinzeit hatte es sicher einen evolutionären Vorteil, wenn man nicht jedem fremden Stamm direkt vertraute. In einer modernen offenen Gesellschaft kann das aber zu gesellschaftlichen und psychischen Problemen führen.

Als hätte die Natur geahnt, dass der präfrontale Kortex uns in so manche schwierige Situation bringen kann, hat sie uns zum Glück ja noch das Großhirn zur Seite gestellt. Dies hat zwar keinen direkten Zugriff auf die unterbewussten Inhalte des präfrontalen Kortex. Das Großhirn kann dessen Entscheidungen aber jederzeit aufgrund von rationalen Überlegungen und langfristigen Planungen korrigieren.

Ein weiterer Teil des Gehirns ist erst in den vergangenen Jahren in den Fokus der Emotionsforschung gerückt, nämlich das Kleinhirn. Trotz seiner überschaubaren Größe beinhaltet es mehr Nervenzellen als das gesamte restliche Gehirn zusammen. Es ist vor allem für die Feinabstimmung von Bewegungen zuständig, spielt aber auch bei der Rhythmuserkennung eine wichtige Rolle, wie wir weiter vorne im Buch schon gehört haben. Ebenso reguliert es einen Teil unserer Gefühle.

Das ist vielleicht eine gar nicht so überraschende Erkenntnis, wenn man sich noch einmal vor Augen führt, dass fast alle Gefühlsregungen mit motorischen Bewegungen einhergehen, die wiederum überwiegend vom Kleinhirn gesteuert werden. Vor allem die Studien des Neurologen Dr. Jeremy Schmahmann aus dem amerikanischen Massachusetts konnten zeigen, dass das Kleinhirn in emotionale Prozesse involviert ist, wobei diese wahrscheinlich eher moduliert als genuin im Kleinhirn erzeugt werden. Da das Kleinhirn auch Verbindungen zum akustischen System hat, besteht auch auf diesem Weg die Möglichkeit, emotionale Prozesse akustisch zu beeinflussen.

Obwohl Emotionen also schwer zu fassen sind, üben sie einen erheblichen Einfluss auf unser Leben und unsere Gesundheit aus. Angemessene emotionale Reaktionen und ein breites Gefühlsspektrum von Trauer über Wut bis zu Freude und Mitleid bereichern das Leben und wirken sich günstig auf die Gesundheit aus. In zahlreichen Studien konnte außerdem gezeigt werden, dass Menschen mit überwiegend positiven Gefühlen seltener krank und schneller wieder gesund werden als Menschen mit vermehrt negativen Gefühlen.

Warum aber sind manche Menschen scheinbar unerschütterlich fröhlich und andere neigen zu Sorgen, Grübeleien und Depressionen? Auch hier spielen sowohl genetische als auch lebensgeschichtliche Einflüsse eine Rolle. Die emotionale Grundkonstellation wird einem von den Eltern mitgegeben und diese vererben nicht nur ihre guten, sondern manchmal auch ihre weniger guten Eigenschaften.

Andererseits lassen sich emotionale Reaktionsmuster auch bewusst beeinflussen und schädliche Einstellungen und Verhaltensweisen durch hilfreichere ersetzen. Historisch gesehen war es der Buddhismus, der sich zum ersten Mal mit entsprechenden Methoden systematisch beschäftigte. Statt an den Dingen zu leiden und negative Gefühle zu entwickeln, setzte er darauf, das Leiden zu überwinden und im Einklang mit sich und der Welt zu stehen. Der Schlüssel dazu heißt Achtsamkeit.

Wer Achtsamkeit praktiziert, lernt die Dinge so zu sehen, wie sie wirklich sind und nicht so, wie sie einem durch die eigene emotionale Brille erscheinen. Achtsamkeit ist also der Versuch, Gefühle und Bewertungen zunächst zu reduzieren und dadurch offen zu werden für neue Eindrücke und Veränderungen. Eine Vielzahl von Studien konnte die positiven gesundheitlichen Effekte von Achtsamkeitsübungen oder achtsamkeitsbasierten Therapien (auch Mindfulness-Based Therapy oder MBT genannt) wissenschaftlich nachweisen.

Ein weiterer Ansatz, die unterbewussten emotionalen Prozesse positiv zu beeinflussen, ist eine kognitive Verhaltenstherapie, die wir ja schon im Kapitel über Tinnitustherapie-Verfahren näher kennengelernt haben. Sie beruht darauf, dass es nicht die Ereignisse selbst sind, die unsere Emotionen bestimmen, sondern erst unsere unterbewusste Reaktion auf diese Ereignisse. Macht man sich dies durch Reflexion bewusst und überprüft die Gründe für die entsprechenden emotionalen Reaktionsmuster auf rationaler Basis, unterbricht man die Automatismen des präfrontalen Kortex und kann aufgrund einer bewussten Neubewertung der Situation das Reaktionsmuster verändern. Da es sich hierbei um einen Lernprozess handelt, bei dem sich neuronale Netzwerke allmählich umstrukturieren müssen, dauert dies allerdings eine gewisse Zeit und erfordert Kontinuität – wie auch bei den Achtsamkeitsübungen.

Eine dritte Möglichkeit ist schließlich, bewusst positive Emotionen zu generieren, da diese nicht nur nachweislich die negativen Emotionen abschwächen, sondern auch zu einem größeren Verhaltensrepertoire führen und damit die automatisch ablaufenden Reaktionsmuster im präfrontalen Kortex stoppen. Die Richtigkeit dieser um das Jahr 2000 von der amerikanischen Wissenschaftlerin Prof. Dr. Barbara Fredrickson erstmals aufgestellte »Broaden-and-Build«-Theorie konnte durch mehrere medizinische Studien belegt werden. Kurz gefasst besagt die Broaden-and-Build-Theorie, dass positive Gefühle gesund machen und negative krank. Und hier kommen wieder die Akustik und das Hören ins Spiel. Denn genauso wie Geräusche die Gesundheit schädigen können, können sie auch gute Laune, Spaß und Freude machen sowie eine Menge positiver Emotionen wecken. Vor allem in Form von Musik.

## WAS SIE AUS DIESEM KAPITEL MITNEHMEN KÖNNEN:

1.
Geräusche können dazu beitragen, dass wir uns besser entspannen. Häufig erzeugen sie angenehme Gefühle. Besonders Naturgeräusche und rhythmische Musik eignen sich dafür.

2.
Für unsere Emotionen ist das limbische Nervensystem zuständig. Es generiert Gefühle und steuert damit unser Verhalten.

3.
Unseren (emotionalen) Alltag bewältigen wir überwiegend durch die unterbewusste Aktivität des präfrontalen Kortex, der Teil des limbischen Systems ist.

4.
Man kann lernen, seine Emotionen positiv zu beeinflussen.

5.
Die enge Verbindung zwischen Hörverarbeitung auf der einen Seite und dem limbischen Nervensystem auf der anderen Seite lässt sich auch dafür nutzen, gesünder und glücklicher zu sein. Man muss nur die richtigen Geräusche dafür finden.

# MUSIK IM BLUT: DER SOUND DES LEBENS

## Töne beruhigen und verbinden

Wie so oft in Sachen Gesundheit weiß der Körper ziemlich genau, was er braucht und zeigt es uns auch. Bei den akustischen Einschlafhilfen für kleine Kinder haben wir es schon gesehen: Die Kleinsten verlangen ganz instinktiv, dass es bitte nicht zu ruhig um sie wird. Neben normalen Hintergrundgeräuschen wirken auch die Stimme vertrauter Personen oder Musik auf sie.

Die Stimme der Mutter hören Babys schon im Mutterleib und auch in der weiteren Hörentwicklung spielen menschliche Stimmen mit ihren Sprachmelodien eine wichtige Rolle. Besonders der Stimmklang ist es, der uns Informationen über unser Gegenüber gibt und unsere Reaktion bestimmt. Stimmen lassen sich also bewusst einsetzen, um entweder anzuregen oder zu besänftigen. Vor allem tiefe, sonore Stimmen empfinden wir als beruhigend. Sie werden daher sowohl in der Werbung als auch bei geführten Meditationen gerne eingesetzt. Meditationen wirken Studien zufolge bei Anfängern wesentlich entspannender, wenn sie von einer angenehmen Stimme begleitet werden. Auch das Gefühl der Nähe und Gemeinschaft, das durch die gesprochenen Worte entsteht, wirkt sich positiv aus.

Musik ist vor allem durch Rhythmus und Melodie geprägt. Sie kann starke Emotionen auslösen und ebenso wie die menschliche Stimme sowohl anregend als auch entspannend wirken. Ein Hardrock-Song hat einen ganz anderen Effekt als der Ambient Sound in einer Wellness-Oase. Generell gilt, dass schnelle Rhythmen, ein hoher Anteil perkussiver Instrumente und hohe Lautstärken den Puls eher hochtreiben. Langsame, melodische Musik beruhigt ihn eher. Das heißt aber keineswegs, dass schnelle, rhythmische Musik krank macht und ruhigere Musik immer gut ist. Denn rhythmische Bewegungen zur Musik wie beim Tanzen, oder auch beim Joggen, bauen Stresshormone ab, wohingegen melodische, aber melancholische Musik negative Stimmungen verstärken kann. In größeren Gruppen fördert Musik den Gemeinschaftssinn und das Zugehörigkeitsgefühl, was man zum Beispiel an Nationalhymnen und bestimmten Liedern, mit denen man seine Lieblingsfußballmannschaft anfeuert, sehen kann.

Welche Musik einem in welcher Situation guttut und für welchen Anlass sie passt, ist also höchst unterschiedlich. Nur eines ist sicher: Unberührt lässt Musik einen nie.

Das gilt auch für das Spielen eines Instruments oder das Singen. Musizieren hinterlässt tiefe Spuren im Gehirn. Interessanterweise ist der Mensch das einzige Lebewesen, das Musik macht und hört. Das Spielen eines Instruments erfordert das Erlernen komplexer Bewegungsabläufe, eine hohe Konzentrationsfähigkeit, ein gutes Rhythmusgefühl und verbessert die natürliche akustische Wahrnehmung. Diese Lernprozesse gehen mit Veränderungen von neuronalen Netzwerken und deren Verknüpfung untereinander einher und lassen sich mit bildgebenden Verfahren nachweisen.

Wer für sich herausgefunden hat, welche Geräusche ihn entspannen, der kann solche sogenannten »Primer« bewusst einsetzen. Als Primer bezeichnet man ein Signal, das im Körper eine bestimmte Reaktion auslöst. Das können Gerüche, Bilder oder eben Klänge sein. Wir alle haben unterbewusste Primer. Der Duft von Sonnencreme auf der Haut versetzt uns zum Beispiel sofort in Urlaubsstimmung, während das Geräusch eines Zahnarztbohrers ungute Gefühle und Ängste auslösen kann.

Bewusst eingesetzt können Primer hervorragend helfen, um zu entspannen und um nach einem anstrengenden Tag herunterzukommen. Dazu wählt man zum Beispiel einen bestimmten Klang aus, den man immer vor einer kurzen Meditationsübung einsetzt. Das kann ein Gong sein oder eine kurze Melodie, aber auch eine leise Hintergrundmusik. Bringt man diesen Klang über eine gewisse Zeit immer wieder bewusst mit einer Entspannungssituation in Verbindung, koppelt das Gehirn die Entspannungsreaktion an diesen Klang und man kommt, sobald man den Klang hört, schnell in einen angenehmen Zustand. Da reicht zum Beispiel ein Lied, eine Melodie im Radio auf dem Heimweg aus dem Büro – und beim Ankommen zu Hause ist man schon nicht mehr so gestresst. Probieren Sie es mal aus.

Das Prinzip dahinter entspricht im Grunde einer klassischen Konditionierung wie bei dem berühmten pawlowschen Hund, der schon beim Klang des Glöckchens Speichel produziert.

Auch bei Rauchern funktioniert das ähnlich. Ihr Unterbewusstsein verknüpft das Rauchen mit einer kurzen Pause, einem Moment der Entspannung, bei dem man abschalten und tief durchatmen kann. Sie erkennen dabei nicht, dass es gar nicht das Rauchen selbst ist, das sie entspannt, sondern dass die Zigarette als Primer fungiert. Die Entspannung entsteht eigentlich durch die Pause selbst, das Ritual des Anzündens und das tiefe Durchatmen beim Rauchen. Diesen Effekt könnte man also viel kostengünstiger und vor allem viel gesünder haben, wenn man sich dafür einen anderen Primer aussuchen würde.

## Musik als Medizin

Wir wissen jetzt, dass Musik positive Emotionen wecken und die Gemeinschaft fördern kann. Und wir wissen auch, dass positive Emotionen und die Mitgliedschaft in einer Gemeinschaft Krankheiten verhindern oder bessern können. Was liegt da also näher, als dieses Potenzial von Musik auch therapeutisch zu nutzen. Statt eine Pille zu schlucken, setzt man sich einen Kopfhörer auf. Das wäre es doch. Ganz so einfach ist es aber leider nicht.

Zwar kann Musik die Gesunderhaltung (Salutogenese) unterstützen, einen konkreten therapeutischen Nutzen hat sie allerdings eher als Ergänzung gängiger Therapieverfahren. Werfen wir dazu zunächst einen kurzen Blick auf die Historie.

Schon in der frühen Menschheitsgeschichte gibt es Hinweise auf schamanische Praktiken, bei denen »Patienten« mit rhythmischen Tänzen und Gesängen »gesundgebetet« wurden. Hier spielt vor allem der suggestive Effekt der Musik eine Rolle, der die Zuhörer so in Trance versetzt, dass ihre Aufmerksamkeit von den Beschwerden weggelenkt wird und sie unter anderem weniger Schmerzen spüren. Zahnärzte machen das bis heute, wenn sie ihren Patienten einen Kopfhörer mit Musik aufsetzen, bevor sie zum Bohrer greifen. Auch in der Antike und bis in die Neuzeit hinein wurde Musik zu therapeutischen Zwecken eingesetzt, insbesondere auch bei psychischen Beschwerden, beispielsweise bei Melancholie.

Die Deutsche Musiktherapeutische Gesellschaft sieht in ihren *Kasseler Thesen* Musiktherapie in der Nähe von psychologischen Behandlungsmethoden, da sie ebenfalls emotionale und psychische Prozesse im Gehirn beeinflusst.

Tatsächlich lässt sich Musik bei emotionalen Störungen erfolgreich einsetzen. Das liegt an dem bereits erwähnten

Effekt, dass durch Musik ausgelöste positive Emotionen negative Gefühle zurückdrängen und neue Verhaltensperspektiven eröffnen. Darüber hinaus lassen sich mit geeigneter Musik negative Gedankenschleifen, wie sie vor allem bei depressiven Tendenzen und Angststörungen auftreten, unterbrechen.

Die Neigung zum Grübeln und zu unnötigen Sorgen wird mithilfe der Musik verringert und der Blick wendet sich von den eigenen Beschwerden wieder nach außen. So gesehen ist Musikhören immer auch eine Form der Aufmerksamkeitslenkung, weg von der Innenschau hin zu äußeren, sensorischen Reizen. Konzentriertes Musikhören fördert die Achtsamkeit, die, regelmäßig praktiziert, ebenfalls nachweislich positive Effekte auf die Gesundheit hat.

Musik ist also in gewisser Weise Medizin und kann vor allem ergänzend zu verhaltenstherapeutischen Verfahren bei emotionalen Störungen, aber auch bei Tinnitus oder einer Geräuschüberempfindlichkeit wirksam eingesetzt werden. Also Radio an und die Lieblingsmusik anstellen. Das hebt die Stimmung und Mitsingen noch mehr!

## WAS SIE AUS DIESEM KAPITEL MITNEHMEN KÖNNEN:

1.
Der Mensch ist das einzige Lebewesen, das Musik macht und hört.

2.
Musik ist durch Rhythmus und Melodie geprägt und fördert den Gemeinschaftssinn und das Zugehörigkeitsgefühl.

3.
Musik berührt uns und erzeugt Emotionen. Daher kann man Musik bewusst einsetzen, um positive Emotionen zu verstärken und negative abzuschwächen.

4.
Musizieren verändert die Funktionsweise des Gehirns und führt zu einer höheren Vernetzung der Nervenzellen.

5.
Durch ihre emotionale Wirkung lässt sich Musik auch gezielt als Therapie nutzen.

# 6

# GEBRAUCHSANWEISUNG FÜR DAS GEHÖR: WICHTIGE FRAGEN UND ANTWORTEN

# AUF EINEN BLICK: DIE WICHTIGSTEN INFORMATIONEN

## Rezept für ein gesundes Gehör

Ganz am Anfang hatten wir Ihnen versprochen, dass Sie spätestens am Ende dieses Buches auch der Meinung sein werden, dass der Hörsinn in der Bedeutung für das menschliche Dasein und die Entwicklung völlig unterschätzt wird. Und haben wir es geschafft?

Konnten wir Sie vom Hören begeistern? Von dieser zentralen Fähigkeit in unserem Leben, ohne die wir keine kommunizierenden, denkenden, musizierenden und mitfühlenden Menschen geworden wären? Aber auch ganz individuell wäre ein Leben ohne Hören zweifellos ärmer, denn niemand von uns wüsste wie schön eine Verdi-Oper oder die Worte »Ich liebe dich« klingen.

Ich jedenfalls bin jeden Tag wieder beeindruckt, wie viel Reaktionen die Luftschwingungen um uns herum, die wir Schall nennen, in unserem Gehirn auslösen und wie es die Hörverarbeitung schafft, aus dem chaotischen Frequenzgemisch, das ununterbrochen über die Schwingung zweier winziger Steigbügelfußplatten auf unser Innenohr einprasselt, sinnvolle Informationen zu generieren. Vierundzwanzig Stunden am Tag, sieben Tage die Woche. Da darf es eigentlich nicht verwundern, wenn dieses ausgeklügelte System ab und zu auch Schwachstellen hat, aus denen sich die verschiedensten Beschwerden entwickeln können. Viele Funktionen, die den Menschen der Frühzeit geholfen haben, ihren Alltag zu bewältigen und in einer feindlichen Umgebung zu überleben, können sich in der modernen Welt gegen uns und unser Hören wenden. Und leider gibt es beim Hörsinn nicht wie bei Apps und technischen Geräten ein Update – zumindest nicht so schnell. Die kurze Zeit der kulturellen Entwicklung des Menschen ist für die Evolution fast ohne Bedeutung. Wir müssen also viel mehr darauf schauen, wie wir unseren Hörsinn heute sinnvoll einsetzen und ihn vor den neuen Herausforderungen schützen.

Eine Gebrauchsanweisung für unser Gehör wäre da nicht schlecht. Sie könnte uns zeigen, wie wir mit unseren Ohren und unserer akustischen Umgebung sowie unseren Emotionen und dem täglichen Stress am besten umgehen sollten. Leider haben wir keine solche Gebrauchsanweisung bei der Geburt mitbekommen. Aus diesem Grund, sozusagen als Ersatz zur fehlenden Grundausstattung beim Erblicken des Lichts der Welt, finden Sie nun, am Ende des Buches, einige Antworten und Ratschläge – damit Ihr Gehör hoffentlich lange seinen vollen Einsatz bringen kann. Hier kommt also das zu Beginn des Buches versprochene Rezept zum Mitnehmen oder für die Hosentasche.

## Checkliste Ohr

***Wie reinige ich meine Ohren?***

Die einfache Antwort ist: gar nicht! Denn die Ohren reinigen sich von allein und jede Manipulation schadet eher, als dass sie nützt. Wattestäbchen drücken das Ohrenschmalz weiter in den Gehörgang hinein und führen zu Verkrustungen und Entzündungen. In der Apotheke erhältliche Tropfen weichen festes Ohrenschmalz auf, holen es aber nicht heraus. Und exotische Methoden wie Ohrenkerzen sollte man in jedem Fall vermeiden, da das Verletzungsrisiko viel zu groß ist.

Erlaubt ist es höchstens bei trockener Haut ab und zu einen Tropfen Olivenöl mit einer Pipette in den Gehörgang zu träufeln. Das pflegt und verhindert rissige oder schuppige Haut. Außerdem erleichtert es den Abtransport des Ohrenschmalzes. Auch das Spülen des Gehörgangs mit klarem Wasser, zum Beispiel beim Duschen, kann beginnende Ohrenschmalzablagerungen lösen und auf sanfte Art aus dem Gehörgang befördern.

Ist das Ohr erst einmal richtig verstopft, hilft aber nur noch der Gang zum HNO-Arzt. Der befreit einen dann von dem Ohrenschmalz mithilfe eines Häkchens, eines Saugers oder einer Ohrspülung. Eventuell entzündete Hautstellen kann er gleich mitbehandeln. Lassen Sie, zum Schutz Ihrer Ohren, nur den Profi dran!

### *Wie schütze ich mein Gehör?*

Lärm schadet in Abhängigkeit von Lautstärke und Einwirkdauer den empfindlichen äußeren Haarzellen im Innenohr und kann zu Hörverlusten und Ohrgeräuschen führen. Lautstärken über 85 dB(A) im Alltag erfordern daher einen passenden Gehörschutz – etwa durch Ohrstöpsel. Und das sollte man wirklich ernst nehmen. Hat man zu häufig den Gedanken: »So schlimm ist das doch nicht«, wird man später das Resultat spüren. Ist man sich nicht sicher, wie laut es gerade ist, helfen kostenlose Apps, die Umgebungslautstärke zu messen. Einfach mal nach Lärm-Apps oder Dezibel-Messern im App-Store suchen.

Bei Konzerten, Feiern oder beim Heimwerken wird es regelmäßig lauter als 85 dB(A). Wer immer wieder in diese Situationen gerät, sollte sich bereits im Vorfeld mit einem professionellen Gehörschutz versorgen. Die Auswahl reicht hier vom einfachen Ohrstöpsel aus der Apotheke bis zum individuell angepassten Lärmschutz vom Akustiker. Welcher der Richtige ist, hängt von der Art und Lautstärke des Lärms und von der Häufigkeit der Lärmbelastung ab.

Bei unerwarteten Lärmsituationen reicht aber auch schon ein zusammengerolltes Stück Papiertaschentuch oder Klopapier, wenn nichts anderes zur Hand ist. Locker in den Gehörgangseingang eingebracht, dämpft es den Schalldruck und schützt das Gehör. Aber Vorsicht: Steckt man sich den selbst gebastelten Gehörschutz zu weit in den Gehörgang, kann das Entfernen später schwierig werden.

***Wie oft sollte das Hörvermögen kontrolliert werden?***

Hier gibt es keine festen Regeln. Ganz wichtig sind regelmäßige Höruntersuchungen bei kleinen Kindern, da sich bei ihnen die Hörverarbeitung und das Sprachvermögen noch entwickeln, und es bei nicht erkannten Schwerhörigkeiten zu Entwicklungsverzögerungen mit schwerwiegenden Folgen kommen kann. Fällt Eltern auf, dass ihr Kind schlechter spricht als gleichaltrige Freunde, häufig nachfragt oder etwas nicht richtig mitbekommt, ist ein Gang zum HNO-Arzt ratsam.

Im Erwachsenenalter sollte vor allem ein akuter Hörverlust abgeklärt werden. Häufig finden sich dann ganz harmlose Ursachen wie festsitzendes Ohrenschmalz oder eine Belüftungsstörung des Mittelohres, etwa bei einer Erkältung oder Allergie. Aber auch Hörstürze sind nicht selten und bedürfen einer möglichst zeitnahen Behandlung. Als Faustregel gilt: Wenn das Gehör nach ein bis zwei Tagen nicht von alleine besser wird, ist eine Abklärung beim HNO-Arzt erforderlich.

Spätestens ab dem 50. Lebensjahr sollten dann regelmäßige Höruntersuchungen stattfinden, um bei einem schleichenden Hörverlust, der den meisten Betroffenen gar nicht bewusst ist, den richtigen Zeitpunkt für ein Hörtraining oder eine Hörgeräteversorgung nicht zu verpassen. Denn eines ist klar: Mit zunehmendem Hörverlust verlernt die Hörverarbeitung, akustische Informationen korrekt zu sortieren und zu spät verordnete Hörgeräte landen in der Regel in der Schublade.

### *Ist das häufige Tragen von Kopfhörern gefährlich?*

Ob Sie Musik über einen Kopfhörer oder über eine herkömmliche Box hören, spielt für das Ohr erst einmal keine Rolle und ist Geschmackssache. Entscheidend für das Gehör ist die Lautstärke und die kann in beiden Fällen gefährlich werden, wenn man einfach aufdreht, um richtig in Stimmung zu kommen. Ein weiteres Risiko bei Kopfhörern ist das Tragen im Verkehr. Vor allem für Radfahrer, die sowieso schon im dichten Straßenverkehr gefährdet sind, entstehen schnell riskante Situationen, wenn sie akustisch nicht mitbekommen, was um sie herum geschieht. Denn die Warnfunktion des Hörens ist heute noch genauso wichtig wie in der Steinzeit, nur dass wir nicht mehr von Säbelzahntigern, sondern von Lkws und Bussen bedroht werden.

Kinder sollten erst dann Musik oder Geschichten über Kopfhörer hören, wenn sie die Gefahren durch die akustische Ablenkung und zu hohe Lautstärken einschätzen können und den richtigen Umgang damit gelernt haben.

### *Wie bekommt man Wasser nach dem Schwimmen aus dem Ohr?*

Der Gehörgang macht kurz vor dem Trommelfell einen Knick nach unten, sodass eine kleine Kuhle entsteht, in der sich nach dem Tauchen gerne Wasser ansammelt. Das Hören ist dann dumpf und wie durch Watte gefiltert. Da das Wasser nicht einfach von alleine abläuft, hilft nur eine Neigung des Kopfes in Richtung des betroffenen Ohres und das Hüpfen auf der Stelle, in der Hoffnung, dass es dann mit zunehmendem Gefälle und einem kleinen Anschubser doch noch den Weg nach draußen findet. Gelingt auch das nicht, bitte keine Wattestäbchen nehmen, sondern das Ohr trocken föhnen. Das Wasser verdunstet relativ schnell in dem warmen Wind und das Gehör normalisiert sich. Dabei den Föhn auf keinen Fall zu heiß stellen, damit man sich nicht verbrennt.

Bleibt das Ohr trotz aller Maßnahmen taub, liegt das meist an zu viel Ohrenschmalz, das bei Zugabe von Wasser aufquillt und dann den Gehörgang verstopft. Spätestens dann sollte man den nächsten HNO-Arzt konsultieren.

## Checkliste Hörverarbeitung

***Darf ich bei einer Geräuschüberempfindlichkeit Ohrstöpsel tragen?***

Eine Geräuschüberempfindlichkeit oder Hyperakusis beruht auf einer fehlerhaften Hörverarbeitung. Statt die eintreffenden Geräusche nach ihrer Wichtigkeit zu sortieren und nur wichtige Geräusche weiterzuleiten, verstärkt der Thalamus alle Geräusche, also auch Störgeräusche, die einem sonst erspart bleiben. Schützt man sich nun in der verständlichen Sehnsucht nach etwas mehr Ruhe mit Ohrstöpseln, erzeugt man eine künstliche Schwerhörigkeit. Das führt aber dazu, dass der Thalamus erst recht alle Geräusche verstärkt, da er versucht, den Hörverlust zu kompensieren. Bei ihm kommt ja plötzlich noch weniger an. Die Geräuschempfindlichkeit wird also umso schlimmer, je mehr man vor den Störgeräuschen flieht.

Stattdessen ist ein Hörtraining im Sinne einer Hyposensibilisierung sinnvoll, bei dem der Thalamus lernt, Störgeräusche wieder zu unterdrücken (siehe Kapitel *Wenn Geräusche krank machen: Hyperakusis*).

### *Wann ist der richtige Zeitpunkt für ein Hörgerät?*

Die medizinische Antwort ist: je früher, desto besser! Die realistische Antwort ist: Die Krankenkassen haben bestimmte Kriterien entwickelt, anhand derer entschieden wird, wann Hörgeräte verschrieben werden dürfen und vor allem, wann sie bezahlt werden. Sind diese Kriterien erfüllt, wird es allerdings aus medizinischer Sicht auch dringend Zeit für eine Hörgeräteversorgung, um die Hörkompetenz noch möglichst lange zu erhalten. Die Krankenkassen bezahlen dann einen Sockelbetrag, für den man bereits gute Hörgeräte bekommt. Möchte man mehr Funktionen haben, ist das ähnlich wie beim Autokauf: Das kostet extra.

Regelmäßige Höruntersuchungen ab dem 50. Lebensjahr sind aber auf jeden Fall sinnvoll, um den individuell richtigen Zeitpunkt nicht zu verpassen. Denn selbst merkt man häufig gar nicht, wenn das Hören allmählich nachlässt, sondern man wird von anderen darauf angesprochen: »Mach doch mal den Fernseher leiser!« oder »Jetzt hör mir doch mal zu!«. Das sollte man als Anzeichen ernst nehmen.

### *Wie oft muss ich mein Hörgerät tragen?*

Die Hörverarbeitung stellt sich auf den akustischen Input vom Ohr ein. Hört das Ohr schlecht, verstärkt der Thalamus alle Signale, damit keine Informationen verloren gehen. Hört das Ohr gut, sortiert der Thalamus die Geräusche nach ihrer Wichtigkeit. Trägt man sein Hörgerät also immer nur zeitweise, muss sich die Hörverarbeitung ständig umstellen. Das fällt ihr aber mit zunehmendem Alter immer schwerer. Es kann dazu kommen, dass sowohl die Hörgeräte als auch die Hörverarbeitung den eintreffenden Schall verstärken. Eine Geräuschüberempfindlichkeit ist die Folge. Die beste Taktik ist daher, seine Hörgeräte wie eine Brille zu tragen. Morgens rein und abends raus.

## Checkliste Stresssystem

***Wie kann ich unnötigen Stress vermeiden?***

Es gibt Stress, der lässt sich nicht vermeiden. Kranke Angehörige, ein mürrischer Chef oder pubertierende Kinder zum Beispiel. Da hilft nur, das Beste aus der Situation zu machen, und sich selbst soweit es geht zu schützen. Aber es gibt auch Stress, der sehr wohl vermeidbar ist und den man sich – häufig unbewusst – selbst macht. Diesen kann man vermeiden, und zwar durch folgende Strategien:

- Öfter mal Abschalten: Wir sind ständig einer Fülle von Reizen ausgesetzt, deren Verarbeitung im Gehirn viel Energie verbraucht und die teilweise sogar bewusst Stressreaktionen auslösen, um unsere Aufmerksamkeit zu erregen. Da hilft manchmal nur, den Stecker zu ziehen und im wahrsten Sinne des Wortes abzuschalten: den Fernseher, das Smartphone, den PC.

- Öfter mal »Nein« sagen: Sind Sie auch ein Mensch, der schlecht »Nein« sagen kann, wenn er um etwas gebeten wird? Von Kollegen, Familienmitgliedern oder Freunden? Dann sollten Sie sich in Zukunft ganz genau überlegen, ob Sie das wirklich wollen oder ob es Ihnen gerade gar nicht passt. Manchmal ist ein offenes und ehrliches »Nein« besser für eine Beziehung als ein gut gemeintes, aber belastendes »Ja«.

- Dinge abgeben: Ärgern Sie sich jedes Mal, wenn die Kinder wieder die Geschirrspülmaschine nicht ausgeräumt haben oder der Kollege die Post nicht abgeholt hat, weil am Ende doch wieder Sie anpacken? Dann sollten Sie lernen, Aufgaben zu delegieren und das auch durchzusetzen. Sonst sind hinterher alle entspannt, außer Ihnen.

- Kein Perfektionismus: Es gibt eine Regel, die besagt, dass man mit 20 Prozent seiner Kraft in der Regel 80 Prozent einer Aufgabe schafft. Für die Erledigung der letzten 20 Prozent benötigt man dann allerdings 80 Prozent seiner Kraft. Perfektionismus und das Bestreben, keine Fehler zu machen sind daher eine echte Stressquelle, die man tunlichst vermeiden sollte. Gleichzeitig perfekt im Job, als Elternteil, als Ehepartner und noch als Hobbymusiker sein zu wollen, das führt zur Überlastung.

- Konflikte lösen: Ärger bei der Arbeit, Zank in der Familie und Streitigkeiten mit den Nachbarn lösen häufig Stressreaktionen aus. Manchmal in solch einem Ausmaß, dass jeder Tag stressig wird. Das kostet Nerven und Lebenszeit. Häufig lassen sich derartige Konflikte in einem klärenden Gespräch lösen. Damit das gelingt, sollte lösungsorientiert, sachlich und nicht mit persönlichen Angriffen nach einer Einigung gesucht werden. Kompromissbereitschaft und der Verzicht darauf, am Ende Recht zu behalten, können manchmal Wunder bewirken.

- Stressfaktoren erkennen: Häufig machen uns Kleinigkeiten Stress, die uns gar nicht so bewusst sind. Ein Stau zur Arbeit, eine kaputte Kaffeemaschine oder das Klingeln des Telefons, wenn man in einer Videokonferenz ist. Addieren sich diese Faktoren, summieren sich auch die Stressreaktionen am Tag und man fühlt sich abends völlig angespannt. Da hilft es, sich vor dem Zubettgehen ein paar Minuten Zeit zu nehmen und in einem kleinen Notizbuch aufzuschreiben, was einen heute geärgert hat. Wichtig ist dabei, die Dinge möglichst konkret zu benennen. Macht man das ein paar Tage, erhält man ganz schnell eine Art Top Ten der Stressfaktoren im eigenen Leben. Dann kann man anfangen, im Kleinen etwas zu verändern. Das Schöne dabei ist, dass die Verschriftlichung dazu führt, dass einem auch unterbewusst klar wird, was stresst und das Unterbewusstsein versuchen wird, die Stressoren abzustellen.

***Wie entspanne ich richtig?***

Unnötigen Stress zu vermeiden ist die eine Sache. Unvermeidlichen Stress wieder auszugleichen, die andere. Bei Stress bauen wir innere und äußere Spannung auf, um einer Gefahr zu begegnen oder ihr zu entkommen. Entspannung ist also wichtig, um die negativen gesundheitlichen Folgen einer dauerhaften Anspannung zu verhindern. Erinnern wir uns: Das vegetative Nervensystem besteht aus dem sympathischen Teil, der uns in einen Aktivitätszustand versetzt und einem parasympathischen Teil, der für die Ruhe- und Erholungsphasen zuständig ist. Um richtig zu entspannen, müssen wir also den parasympathischen Teil zu seinem Recht kommen lassen. Folgende Maßnahmen haben sich dabei bewährt:

- Viel bewegen: Wer unter Adrenalin steht, um zu kämpfen oder zu fliehen, aber brav an seinem Schreibtisch sitzen bleibt, hat ein Problem. Das lässt sich am besten durch Bewegung lösen. Denn wer in Bewegung bleibt, verbraucht die ausgeschütteten Stresshormone und versetzt den Körper in die Lage, loszulassen und zu entspannen. Am besten hierfür geeignet sind natürliche Bewegungsmuster wie Gehen, Laufen oder Fahrradfahren. Dabei gilt: Regelmäßigkeit geht vor Intensität.

- Pausen machen: Integrieren Sie regelmäßige Pausen in Ihren Alltag und machen Sie es wie die Raucher: 20-mal täglich vier Minuten alles stehen und liegen lassen, ein Entspannungsritual befolgen und tief durchatmen. Nur bitte ohne Zigarette natürlich, denn die macht krank und das macht Stress. Verweilen Sie stattdessen für ein paar Minuten ganz im Augenblick, trinken Sie einen Tee, summen Sie ein Lied, machen Sie eine Dehnübung oder schauen Sie sich einfach die Umgebung an und lassen Sie die Gedanken schweifen.

- Luft holen: »Hol erst mal Luft!«, sagt man gerne jemandem, der ganz fürchterlich aufgebracht ist und sichtlich unter Stress steht. Mit Recht, denn tiefes Durchatmen aktiviert den Parasympathikus und beruhigt schon nach wenigen Atemzügen. Nicht umsonst sind Atemübungen auch ein wichtiger Teil von Entspannungstechniken wie Qi Gong, Yoga oder autogenem Training. Öffnen Sie also ab und zu mal ein Fenster oder gehen Sie an die frische Luft, schauen Sie einfach in den Himmel und atmen Sie tief durch. Das gelingt übrigens am besten, wenn Sie lange und langsam ausatmen. Das Einatmen geht dann von ganz alleine.

- Schlafen: So banal das klingt, Schlafen ist die beste Medizin gegen Überlastung und Stress. Schlafstörungen sollten also möglichst behandelt werden. Mit festen Schlafzeiten, festen Schlafritualen und einem Schlafbereich, der nur zum Schlafen genutzt wird. So lernt der Körper, abzuschalten und zur Ruhe zu kommen.

- Entspannungsmomente erkennen: Neben den Stressfaktoren, die uns das Leben schwer machen, gibt es immer auch Momente und Dinge, die uns guttun. Auch hier macht es Sinn, sie sich abends vor dem Schlafengehen noch einmal bewusst zu machen und in das kleine Notizbuch zu schreiben, das wir schon für die Stressfaktoren benutzen. Das kann ein Espresso nach dem Essen sein,

ein Telefonat mit einer Freundin oder ein Spaziergang mit dem Hund. Wichtig ist auch hier, möglichst konkrete Situationen zu benennen. Auf Dauer erhält man so eine Art Bilanz von Dingen, die uns stressen und Dingen, die uns guttun. Fast wie der Auszug eines Bankkontos, wo wir auch auf den ersten Blick sehen können, wofür wir Geld ausgegeben haben und woher wir wieder Geld hereinbekommen.

## Checkliste limbisches Nervensystem

***Wann geht mein Tinnitus wieder weg?***

Wie stark ein Ohrgeräusch stört und ob es überhaupt gehört wird, hängt nicht nur vom Ohr ab, sondern vor allem vom Zusammenspiel von Hörverarbeitung, Stresssystem und limbischem Nervensystem. Je mehr man versucht, das Geräusch zu bekämpfen, und je schrecklicher man es findet, desto wichtiger nimmt man das Geräusch und desto eher wird es von der Hörverarbeitung verstärkt. Problematisch dabei ist, dass die innere Einstellung gegenüber dem Tinnitus unterbewusst im Bereich des limbischen Nervensystems entsteht. Man hat also nur wenig bewussten Einfluss darauf. Mit den Mitteln einer kognitiven Verhaltenstherapie kann man sich allerdings die schädlichen Vorstellungen, Gefühle und Erfahrungen bewusst machen und lernen, den Tinnitus nach und nach zu akzeptieren. Die Chancen, dass er dadurch immer weniger stört und zeitweise vielleicht sogar gar nicht mehr gehört wird, stehen sehr gut.

Die Frage »Wann geht mein Tinnitus wieder weg?« sollte also in dieser Form möglichst gar nicht gestellt werden, da sie aus der Vorstellung im limbischen Nervensystem resultiert, dass negative und belastende Dinge doch irgendwann weggehen müssen. Tun sie aber paradoxerweise im Fall von Tinnitus nicht, denn solange man diesen Wunsch hat, akzeptiert man den Tinnitus nicht und nimmt ihn wichtig, sodass die Hörverarbeitung keine Chance hat, ihn zu unterdrücken.

***Warum machen immer die anderen den Krach?***

Mit dem Rasenmähen ist das so eine Sache. Es ist lästig und laut, lässt sich aber nicht vermeiden und muss irgendwann erledigt werden. Während der eigene Lärm, den man dabei produziert, einen relativ wenig stört, ist das bei den Nachbarn etwas ganz anderes. Immer dann, wenn man mal ein paar Minuten entspannen will oder den Grill aufbaut, beginnen die Nachbarn damit und mähen gefühlt ein paar Stunden lang. Dasselbe gilt für laute Musik oder Staubsaugen.

Dass wir uns über den Lärm der anderen mehr aufregen als über unseren eigenen, liegt nicht an den akustischen Eigenschaften der Geräusche. Rasenmäher ist nun mal Rasenmäher. Staubsaugen ist immer gleich laut. Es liegt vielmehr an der emotionalen Bewertung dieser Geräusche, also am limbischen Nervensystem. Dieses packt auf jeden Ton ein Gefühl, bevor der Ton im Großhirn ankommt und uns bewusst wird. Das können positive Gefühle sein, wenn wir schöne Musik hören, aber auch sehr negative, wenn wir uns in unserer Ruhe gestört fühlen. Da ist das limbische Nervensystem ziemlich egoistisch und auch ziemlich ungerecht. Sich nicht zu ärgern, wenn Geräusche einen stören, ist daher gar nicht so einfach, kann aber gelingen, wenn man sich die Vorgänge, die dahinterstehen, bewusst macht und die Emotionen durch eine nüchterne Betrachtung wieder etwas herausnimmt, also dem limbischen System nicht alle Macht gibt.

***Warum finde ich die eine Musik schön und die andere nicht?*** Die emotionale Bewertung von Musik wird vor allem von den inneren Bedürfnissen und von den Gedächtnisinhalten des Hippocampus gesteuert. Ob man lieber klassische oder Rap-Musik hört, ist also einerseits durch kulturelle Unterschiede bestimmt, andererseits aber auch von der jeweiligen Lebenssituation abhängig. Wer in seiner Jugend gerne Rockmusik gehört hat, die gar nicht laut und heftig genug sein konnte, um die Adrenalinausschüttung so richtig anzuregen, hört im mittleren Lebensalter vielleicht lieber ruhigere Musik, um vom Stress des Tages runterzukommen. Über Geschmack lässt sich also streiten. Und jetzt wissen wir auch, wer im tiefsten Inneren für solche Diskussionen verantwortlich ist, das limbische Nervensystem. Aber damit es hier am Ende nicht so schlecht wegkommt: Es kann auch dazulernen. War man als Heavy-Metal-Fan vielleicht mit seiner neuen Liebe auf einem romantischen Popkonzert, kann es passieren, dass unser limbisches System plötzlich Popmusik gar nicht mehr so grässlich findet.

# GLOSSAR

*Achtsamkeit*
Achtsamkeit bedeutet, seine Aufmerksamkeit ganz auf den gegenwärtigen Moment zu richten. Es bedeutet auch, die Dinge so wahrzunehmen, wie sie sind, ohne sie bewerten oder verändern zu wollen. Wenn wir uns in Achtsamkeit üben, versuchen wir bewusst, gewohnte Gefühle und Denkmuster hinter uns zu lassen und offen für neue Eindrücke zu sein. Achtsamkeit üben hat einen positiven Effekt auf viele stressbedingte Erkrankungen. Eine Form, Achtsamkeit zu üben, ist die Meditation.

*Adrenalin*
Das Hormon Adrenalin ist ein wichtiger Botenstoff des ↗ ***vegetativen Nervensystems*** und führt zu einer generellen Aktivierung des Körpers. Gebildet wird es im Nebennierenmark, von wo aus es im Rahmen einer ↗ ***Stressreaktion*** des Körpers ins Blut gelangt. Hier führt es unter anderem zu einem Blutdruckanstieg, zu einer Pulsbeschleunigung, zu einer vermehrten Schweißsekretion sowie zu einer Erweiterung der Pupillen.

*Amygdala*
Die Amygdala, die auch als Mandelkern bezeichnet wird, ist Teil des ↗ ***limbischen Nervensystems*** im Zwischenhirn und ist vor allem für die emotionale Bewertung von Sinneseindrücken und Situationen zuständig. Sie ist eng mit dem ↗ ***Thalamus,*** dem ↗ ***Hippocampus*** und dem ↗ ***präfrontalen Kortex*** verbunden und löst im Fall von drohender Gefahr ↗ ***Stressreaktionen*** im Körper aus.

*Audiometrie*
Unter dem Begriff Audiometrie werden alle Untersuchungen zusammengefasst, die das Hörvermögen testen. Dazu zählen subjektive Verfahren wie die ↗ ***Ton-*** und ↗ ***Sprachaudiometrie,*** bei denen der Patient angibt, was er hört, aber auch objektive Verfahren wie die Messung der ↗ ***otoakustischen Emissionen,*** bei denen objektive Reaktionen des Körpers auf akustische Reize hin gemessen werden.

*Aufsteigendes retikuläres Aktivierungssystem*
Das aufsteigende retikuläre Aktivierungssystem ist ein neuronales Netz im Hirnstammbereich, das für eine allgemeine Aktivierung und Weckreaktion sorgt und unter anderem bei Stressreaktionen und beim Schlaf-wach-Rhythmus eine wichtige Rolle spielt.

*Bruxismus*
Als Bruxismus bezeichnet man nächtliches Zähneknirschen oder -pressen, das häufig stressbedingt ist und unter anderem zu Ohrenschmerzen, Zahnproblemen und ↗ ***Tinnitus*** führen kann. Behandelt wird er in der Regel mit einer vom Zahnarzt individuell angepassten »Anti-Knirsch-Schiene«, die Zähne und Kiefergelenke schützt. Auch physiotherapeutische Behandlungen können hilfreich sein.

*Cochlea-Implantat*
Das Cochlea-Implantat ist ein künstliches Innenohr bei ↗ ***Taubheit*** oder an Taubheit grenzender ↗ ***Schwerhörigkeit.*** Dabei wird in die ↗ ***Hörschnecke*** ein Draht mit Elektroden eingeführt, die den Hörnerv frequenzgenau stimulieren. Ihre Signale erhalten die Elektroden über einen knochenverankerten Signalprozessor, der wiederum von einem Außenmikrofon angesteuert wird.

*Cortison*
Das Hormon Cortison wird in der Nebennierenrinde produziert und hat vielfältige Auswirkungen auf den Körper, unter anderem auf das Immunsystem und das Gehirn. Es wird im Rahmen einer ↗ ***Stressreaktion*** durch die Aktivierung der Achse Hypothalamus-Hypophyse-Nebenniere vermehrt ausgeschüttet und kann bei lang andauerndem Stress zu erheblichen Beschwerden führen. Aufgrund seiner entzündungshemmenden und das Immunsystem unterdrückenden Wirkung wird es auch als Medikament eingesetzt.

*Craniomandibuläre Dysfunktion (CMD)*
CMD ist der Oberbegriff für Kiefergelenksprobleme, die durch Fehlstellungen, Fehlbelastungen oder ↗ ***Stress*** auftreten können. Behandelt werden solche Funktionsstörungen je nach Einzelfall mit individuell angepassten Schienen oder physiotherapeutischen Behandlungen. Aber auch bestimmte Lockerungsübungen, Wärmeanwendungen sowie ein verbessertes Stress-Management können hilfreich sein.

*Dezibel (dB)*
Dezibel ist eine logarithmische Einheit zur Angabe der Lautstärke, um die großen Unterschiede der wahrnehmbaren Schalldruckveränderungen besser fassbar zu machen.

*Frequenz*
Die Frequenz gibt bei Schallwellen die Tonhöhe an. Physikalisch wird damit angegeben, wie häufig die ↗ ***Schallwelle*** pro Sekunde schwingt. Die Einheit ist Hertz (Hz). Das menschliche Gehör nimmt bei der Geburt Frequenzen von 20 bis 20.000 Hz wahr. Je höher die Frequenz, desto höher der Ton.

*Gehörknöchelchen*
Die drei Gehörknöchelchen im ↗ ***Mittelohr,*** Hammer, Amboss und Steigbügel, sind die kleinsten menschlichen Knochen. Sie sind gelenkig miteinander verbunden und übertragen den ↗ ***Schall,*** der auf das ↗ ***Trommelfell*** trifft, auf das ↗ ***Innenohr.*** Dabei verstärken sie ihn, um den ↗ ***Impedanz***unterschied zwischen der Außenluft und der Flüssigkeit im Innenohr zu überbrücken.

*Geräusche*
Im Gegensatz zu ↗ ***Tönen*** enthalten Geräusche ein breites, zufälliges Spektrum an ↗ ***Frequenzen.***

*Haarzellen*
Haarzellen sind Sinneszellen des ↗ ***Innenohres*** mit typischen, haarförmigen Ausläufern der Zellmembran. Die äußeren Haarzellen modifizieren die Energie der Wanderwelle und verstärken sie oder schwächen sie ab. Die inneren Haarzellen wandeln die mechanische Bewegung der Wanderwelle im Hörnerv in elektrische Impulse um.

*Hippocampus*
Der Hippocampus ist ein Teil des ↗ ***limbischen Nervensystems*** im Zwischenhirn, der vor allem für die Speicherung von Informationen und das Abrufen von Gedächtnisinhalten zuständig ist. Er steht mit der ↗ ***Amygdala*** und dem ↗ ***präfrontalen Kortex*** in enger Beziehung.

*Hirnstammaudiometrie*
Unter Hirnstammaudiometrie versteht man die Messung der akustischen Signalübertragung im Bereich des Hörnervs und des Hirnstamms.

Ausgelöst werden die Signale durch einen Klickreiz und gemessen mithilfe von Elektroden.

***Hörgeräte***
Hörgeräte bestehen aus einem Mikrofon zur Aufnahme des ↗ ***Schalls,*** einem Signalwandler und einem Lautsprecher zur Abgabe des Schalls ans ↗ ***Ohr*** sowie einer Batterie zur Stromversorgung. Sie gleichen den Hörverlust des Ohres aus, indem sie die geschädigten ↗ ***Frequenzen*** verstärken.

***Hörschnecke***
Die Hörschnecke, auch Cochlea genannt, bildet zusammen mit dem Gleichgewichtsorgan das ↗ ***Innenohr.*** Ihre Sinneszellen, die ↗ ***Haarzellen,*** wandeln die eintreffenden Schallwellen in elektrische Signale im Hörnerv um. Das Innenohr ist flüssigkeitsgefüllt und hat die charakteristische Form einer Schnecke.

***Hörsturz***
Als Hörsturz bezeichnet man eine akute, einseitige ↗ ***Innenohr***schädigung ohne erkennbare Ursache. Im Hörtest zeigt sich der Hörsturz in einem Abfall der Hörkurve. Subjektiv bemerkt man einen akuten Hörverlust, der häufig auch mit einem ↗ ***Tinnitus*** einhergeht. Als Ursache werden Durchblutungsstörungen und ↗ ***Stress*** diskutiert. Behandelt wird der akute Hörsturz in der Regel mit ↗ ***Cortison***präparaten, da diese die Regeneration geschädigter Sinneszellen unterstützen.

***Hörtraining***
Als Hörtraining bezeichnet man den Versuch, die ↗ ***Hörverarbeitung*** in ihrer Arbeitsweise positiv zu beeinflussen. Die beiden wichtigsten Indikationen sind eine beginnende ↗ ***Schwerhörigkeit*** und eine ↗ ***Hyperakusis.*** Bei der Schwerhörigkeit trainieren Betroffene, das Sprachverstehen und die Störgeräuschunterdrückung zu verbessern. Bei der Hyperakusis wird der Betroffene im Sinne einer Hyposensibilisierung wieder daran gewöhnt, nicht übermäßig auf ↗ ***Geräusche*** zu reagieren.

***Hörverarbeitung***
Als Hörverarbeitung bezeichnet man alle Vorgänge, die zwischen dem Eintreffen der akustischen Informationen im Stammhirn bis zu deren bewusster Wahrnehmung in der Hörrinde stattfinden. An der Hörverarbeitung sind das Stammhirn, das Zwischenhirn und das Großhirn be-

teiligt. Sie ist außerdem mit vielen anderen Bereichen des Gehirns eng verknüpft.

*Hyperakusis*
Als Hyperakusis bezeichnet man eine generelle ↗ ***Geräusch***überempfindlichkeit. Sie beruht auf einer mangelhaften Filterung akustischer Informationen im Bereich des ↗ ***Thalamus.*** Die beiden häufigsten Ursachen für eine Hyperakusis sind ↗ ***Schwerhörigkeit*** und ↗ ***Stress.*** Behandelt wird die Hyperakusis mit einem Hörtraining, in dessen Verlauf die ↗ ***Hörverarbeitung*** lernt, nicht mehr überzureagieren.

*Impedanz*
In der Akustik bezeichnet man als Impedanz den Widerstand, den ein Medium der Ausbreitung der ↗ ***Schallwellen,*** zum Beispiel durch die Beschaffenheit des Materials, entgegensetzt. Beim Übergang von einem in das andere Medium wird der Schall umso schlechter weitergeleitet, je größer der Impedanzunterschied ist. Im ↗ ***Ohr*** selbst spielt die Impedanz bei der Übertragung des Schalls von der Luft im ↗ ***Mittelohr*** auf die Flüssigkeit im Innenohr durch die Schwingungsfähigkeit des ↗ ***Trommelfells*** und die ↗ ***Gehörknöchelchen*** eine Rolle.

*Impedanzmessung*
Die Impedanzmessung ist die Messung des Gesamtwiderstandes, den das ↗ ***Mittelohr*** den ↗ ***Schallwellen*** entgegensetzt. In der Praxis misst man damit vor allem die Schwingungsfähigkeit des ↗ ***Trommelfells*** zur Beurteilung der Mittelohrbelüftung.

*Kleinhirn*
Das Kleinhirn enthält mehr Nervenzellen als das ganze restliche Gehirn zusammen und ist vor allem für die Feinabstimmung von Bewegungsabläufen und die Orientierung im Raum zuständig. Aber auch bei der Rhythmuserkennung und der Regulation von Emotionen spielt es eine wichtige Rolle.

*Knalltrauma*
Als Knalltrauma wird das kurzfristige Auftreten von sehr hohen ↗ ***Schall***drücken bezeichnet, wie sie beispielsweise bei der Explosion von Knallkörpern, dem Platzen von Überdruckschläuchen oder bei einem Auffahrunfall mit dem Pkw beim Öffnen des Airbags auftreten können. Im Gegensatz zum ↗ ***Lärm***trauma kann es dabei schon bei sehr

kurzen Expositionszeiten zu einer dauerhaften Schädigung von Sinneszellen im ↗ ***Innenohr*** und damit zu einer Hörschädigung mit oder ohne ↗ ***Tinnitus*** kommen. Da die Sinneszellen um 4 kHz am empfindlichsten sind, ist hier der Hörschaden meist am größten. Therapie der Wahl bei einem Knalltrauma sind ↗ ***Cortison***präparate, da diese aufgrund ihrer abschwellenden Wirkung noch nicht vollständig geschädigte Sinneszellen bei ihrer Regeneration unterstützen können.

### *Lärm*

Lärm ist definiert als lautes, unangenehmes ↗ ***Geräusch.*** Die subjektive Bewertung von Geräuschen in der ↗ ***Amygdala*** spielt daher eine wichtige Rolle bei dem, was man als Lärm empfindet. Da Lärm ↗ ***Stress*** auslöst, können dauerhafte Lärmeinwirkungen krank machen. Abhängig von der Lautstärke und der Einwirkungsdauer kann Lärm auch direkt die empfindlichen ↗ ***Haarzellen*** im ↗ ***Innenohr*** schädigen und zu einer ↗ ***Lärmschwerhörigkeit*** führen.

### *Limbisches Nervensystem*

Das limbische Nervensystem ist ein funktionelles System im Zwischenhirn, das unter anderem die Emotionen steuert und körperliche ↗ ***Stressreaktionen*** auslöst. Es besteht unter anderem aus ↗ ***Amygdala*** und ↗ ***Hippocampus*** und ist eng mit vielen anderen Bereichen im Gehirn verknüpft.

### *Menière'sche Erkrankung*

Bei der Menière'schen Erkrankung handelt es sich um eine veranlagungsbedingte Störung im Flüssigkeitshaushalt des ↗ ***Innenohres.*** Dabei dehnt sich ein Teil der Innenohrflüssigkeit akut aus und schädigt dadurch die Sinneszellen im Hör- und Gleichgewichtsorgan. Das führt zum anfallsartigen Auftreten von Druck im ↗ ***Ohr,*** Hörminderungen, ↗ ***Tinnitus*** und Schwindel. Die Hörverschlechterung findet dabei, im Gegensatz zum ↗ ***Hörsturz,*** vor allem im Tieftonbereich statt. Während sich die Beschwerden anfangs nach wenigen Tagen vollständig zurückbilden, bleiben bei wiederholten Anfällen zunehmend Dauerschäden zurück. Treten die Symptome alle gemeinsam öfter als dreimal auf, gilt die Diagnose als gesichert. Die Therapie der Wahl besteht in einer medikamentösen Behandlung.

*Misophonie*

Als Misophonie bezeichnet man eine aggressiv geprägte Überreaktion auf bestimmte Geräusche, zum Beispiel auf die Kaugeräusche anderer Familienmitglieder. Da hier psychologische Faktoren eine große Rolle spielen, ist in der Regel eine ↗ ***Verhaltenstherapie*** angezeigt.

*Mittelohrentzündung*

Die Mittelohrentzündung ist eine Infektion der Mittelohrschleimhaut. Aufgrund von viralen oder bakteriellen Infekten bildet sich entzündliches Sekret im ↗ ***Mittelohr,*** wodurch sich das Hören verschlechtert. Durch den Druck des eitrigen Sekrets auf das Trommelfell kommt es zu Ohrenschmerzen. Platzt das ↗ ***Trommelfell,*** entleert sich der Eiter in den Gehörgang und läuft aus dem ↗ ***Ohr.*** In den meisten Fällen verheilt eine Mittelohrentzündung folgenlos. Es kann allerdings auch zu Komplikationen kommen, insbesondere wenn der Infekt auf das ↗ ***Innenohr*** übergreift. Die Gabe von Antibiotika ist in Einzelfällen neben der symptomatischen Behandlung sinnvoll.

*Moro-Reflex*

Unter einem Moro-Reflex versteht man eine Schreckreaktion bei Säuglingen mit einem kurzen, ruckartigen Strecken von Armen und Fingern sowie anschließender Beugung. Er diente evolutionär gesehen wahrscheinlich dem Festkrallen in Gefahrensituationen und wurde lange Zeit dafür genutzt, um die Hörfähigkeit eines Neugeborenen zu testen. Löste ein Händeklatschen den Reflex aus, war es die Bestätigung, dass das Kind hören konnte.

*Nucleus accumbens*

Der Nucleus accumbens gehört zum ↗ ***limbischen Nervensystem*** und spielt eine zentrale Rolle in unserem Belohnungssystem. Durch die Ausschüttung von Botenstoffen generiert er positive Gefühle und ist daher auch ein starker Motivator für Verhaltensweisen, die zu solchen Gefühlen führen. Daher spielt er auch bei Suchterkrankungen eine wichtige Rolle.

*Obertöne*

Obertöne sind Töne, deren ↗ ***Frequenz*** einem ganzzahligen Vielfachen der Grundfrequenz entsprechen und die den typischen Klang einer Stimme oder eines Instrumentes ausmachen. Sie sind wichtig bei der Differenzierung verschiedener Geräuschquellen und daher auch für die Spracherkennung entscheidend.

***Ohr – Mittelohr – Innenohr***
Das Sinnesorgan zur Wahrnehmung von ↗ ***Schallwellen*** (Hörorgan) und Bewegung (Gleichgewichtsorgan) ist das Ohr. Es setzt sich aus dem äußeren Ohr, dem Mittelohr und dem Innenohr zusammen. Das äußere Ohr nimmt Schallwellen auf, das Mittelohr verstärkt sie und überträgt sie auf die ↗ ***Hörschnecke*** im Innenohr. Diese wandelt die mechanische Energie der Schallwellen in elektrische Impulse um. Das Innenohr registriert außerdem im Gleichgewichtsorgan Linear- und Drehbeschleunigungen. Die für das Ohr typischen Sinneszellen sind die ↗ ***Haarzellen.***

***Ohrenschmalz***
Ohrenschmalz (Cerumen) ist eine körpereigene Substanz, die im Gehörgang gebildet wird und dafür sorgt, dass Fremdkörper aus dem Gehörgang transportiert und Keime abgetötet werden. Das Ohrenschmalz wandert von innen nach außen und das ↗ ***Ohr*** reinigt sich so in der Regel selbst. Bei Störungen der Selbstreinigung kann das Ohr verstopfen und muss dann vom HNO-Arzt gereinigt werden.

***Ohrtrompete***
Das lufthaltige ↗ ***Mittelohr*** steht über die Ohrtrompete, auch eustachische Röhre genannt, mit dem Nasenrachen in Verbindung. Die Ohrtrompete öffnet sich beim Schlucken, Gähnen und Sprechen kurz, damit Luft ins Mittelohr gelangt. Dies ist erforderlich, da aus physikalischen Gründen ständig Luft über die Mittelohrschleimhaut resorbiert wird und daher verloren geht. Ist der Druckausgleich über die Ohrtrompete gestört, kommt es zu einem Unterdruck im Mittelohr.

***Otoakustische Emissionen***
Die ↗ ***Stereozilien*** der ↗ ***Haarzellen*** im ↗ ***Innenohr,*** die durch die Wanderwelle beim Eintreffen eines Tons ausgelenkt werden, lösen durch diese geringfügige Bewegung ebenfalls eine ↗ ***Schallwelle*** aus. Durch die Messung dieser sogenannten otoakustischen Emissionen lässt sich die Funktion der Haarzellen objektiv und ohne Zutun des Patienten messen. Die Untersuchung wird daher bei jedem Neugeborenen vorgenommen, um Hörstörungen auszuschließen.

***Otosklerose***
Bei der Otosklerose handelt es sich um eine chronische Entzündung im Bereich der Fußplatte des letzten der drei ↗ ***Gehörknöchelchen,*** des Steigbügels. Dadurch kommt es zu einem allmählichen Verwachsen der

Fußplatte mit dem umgebenden Knochen, sodass der ↗ ***Schall*** immer schlechter auf das ↗ ***Innenohr*** übertragen werden kann. Die Hörfähigkeit lässt daher im Laufe der Jahre nach. Die Behandlung besteht in einer Operation (Stapesplastik), bei der eine sehr kleine Prothese die Schwingung der Gehörknöchelchen durch ein Bohrloch in der Fußplatte direkt auf das Innenohr überträgt. Dadurch normalisiert sich das Hören wieder.

***Paukenerguss***

Als Paukenerguss bezeichnet man eine Sekretansammlung im ↗ ***Mittelohr*** als Folge einer Mittelohrbelüftungsstörung. Fehlt der Druckausgleich über die ↗ ***Ohrtrompete*** infolge von Erkältungen, Allergien oder vergrößerten Nasenrachenmandeln (Adenoide), bildet sich zunächst ein Unterdruck im Mittelohr. Damit dieser auf Dauer nicht zu Komplikationen führt, bildet der Körper ein Sekret. Hierdurch wird aber die ↗ ***Schall***übertragung im Mittelohr deutlich erschwert und es kommt zu einer Mittelohrschwerhörigkeit. Behandelt wird der Paukenerguss durch eine Therapie der Ursachen sowie gegebenenfalls durch das Absaugen der Flüssigkeit über einen kleinen Schnitt im ↗ ***Trommelfell.***

***Phonem***

Als Phonem bezeichnet man die kleinste Lauteinheit von Sprache. Worte und Sätze setzen sich also aus Phonemen zusammen.

***Phonophobie***

Als Phonophobie bezeichnet man eine übermäßige ↗ ***Stressreaktion*** auf bestimmte Geräusche. Das liegt vor allem an der negativen Bewertung dieser ↗ ***Geräusche*** durch die ↗ ***Amygdala.*** Dem zugrunde liegt meist ein Stress, der durch Geräusche verursacht wird, wie zum Beispiel durch Fluglärm, durch laute Musik in der Nachbarschaft oder durch schreiende Kinder.

***Präfrontaler Kortex***

Der präfrontale Kortex gehört zum ↗ ***limbischen System*** und beherbergt unser Unterbewusstsein. Er ist an der Regulation der Emotionen beteiligt und bestimmt überwiegend unsere inneren Einstellungen und Haltungen sowie unser Routineverhalten. Die von ihm generierten Gefühle und Vorstellungen sind teilweise angeboren, größtenteils aber erlernt und werden sowohl vom sozialen Umfeld als auch von den persönlichen Lebenserfahrungen geprägt. Sie verändern sich daher im Laufe des Lebens und sind auch durch das Großhirn beeinflussbar.

*Resilienz*

Als Resilienz bezeichnet man die psychische Widerstandsfähigkeit. Durch sie können starke ↗ ***Stress***situationen ohne anhaltende Beeinträchtigungen überstanden werden. Sie ist abhängig von genetischen Faktoren und individuellen Lebenserfahrungen und beruht auf der überwiegend unterbewussten Verarbeitung der Stress auslösenden Situationen im Zwischenhirn.

*Schall(-wellen)*

Als Schall bezeichnet man eine Schwingung von Molekülen, die sich wellenförmig in alle Richtungen ausbreitet. Schallwellen breiten sich je nach Eigenschaften des Mediums, in dem sie sich bewegen, unterschiedlich schnell aus. Treffen sie auf Hindernisse, werden die Schwingungen teilweise reflektiert, teilweise absorbiert und teilweise weitergeleitet. Die ↗ ***Haarzellen*** im ↗ ***Innenohr*** ermöglichen es uns, Schall als ↗ ***Geräusche*** oder ↗ ***Töne*** wahrzunehmen.

*Schwerhörigkeit*

Unter Schwerhörigkeit versteht man eine Minderung des Hörvermögens. Ursache können Schädigungen in allen Bereichen des Hörvorgangs sein, vom äußeren ↗ ***Ohr*** über das ↗ ***Mittel-*** und ↗ ***Innenohr*** bis hin zur zentralen ↗ ***Hörverarbeitung.*** Am häufigsten ist jedoch das Innenohr betroffen. Angeborene Hörstörungen, altersbedingte Prozesse und äußere Faktoren wie ↗ ***Lärm,*** Entzündungen oder Unfälle schädigen die Sinneszellen und führen zu einem nachlassenden Hörvermögen. Dabei sind die hohen ↗ ***Frequenz***bereiche in der Regel stärker betroffen als die tiefen. Da die ↗ ***Haarzellen*** nur begrenzt regenerationsfähig sind, sind ↗ ***Hörgeräte*** oder ein ↗ ***Cochlea-Implantat*** die einzigen Behandlungsmöglichkeiten. Unbehandelte oder nicht rechtzeitig behandelte Schwerhörigkeit führt häufig zu sozialem Rückzug und erhöhen das Risiko für Depressionen und Demenz.

*Sprachaudiometrie*

Bei der Sprachaudiometrie handelt es sich um einen Hörtest, bei dem Einsilber und Zahlen nachgesprochen werden müssen. Da hierbei nicht nur das ↗ ***Ohr*** selbst, sondern auch die ↗ ***Hörverarbeitung*** und die Spracherkennung getestet werden, ist die Sprachaudiometrie der entscheidende Test zur Beurteilung der Hörfähigkeit. Zur Überprüfung der Fähigkeit der Hörverarbeitung, Sprache und Störschall zu trennen, kann die Sprachaudiometrie auch mit störenden Hintergrundgeräuschen durchgeführt werden.

***Stapediusreflex***
Treffen laute ↗ ***Geräusche*** auf das ↗ ***Ohr,*** versteifen kleine Muskeln, die am Steigbügel (Stapedius) ansetzen, die gesamte ↗ ***Gehörknöchelchen***kette. Auf diese Weise wird das ↗ ***Innenohr*** vor einem zu großen ↗ ***Schall***druck geschützt. Der Stapediusreflex dient also dem Schutz des Innenohres vor zu hohen Schalldruckpegeln.

***Stereozilien***
Als Stereozilien bezeichnet man die haarähnlichen Membranausläufer der ↗ ***Haarzellen*** im ↗ ***Innenohr.*** Ihre Auslenkung bewirkt eine Änderung der Membraneigenschaften der Haarzelle und führt zu einem elektrischen Impuls im Hörnerv. Die allmähliche Schädigung der Stereozilien durch Alterungsprozesse oder schädigende Einflüsse wie ↗ ***Lärm*** ist die Hauptursache für die Entstehung einer ↗ ***Schwerhörigkeit.***

***Stress(-reaktion)***
Stress ist eine Reaktion des Körpers auf eine drohende Gefahr. Sie dient dazu, die Gefahr abzuwehren oder ihr zu entfliehen (»Fight-or-Flight«-Reaktion). Auslöser für eine Stressreaktion sind Sinneseindrücke, die vom ↗ ***Thalamus*** und der ↗ ***Amygdala*** im Zwischenhirn als bedrohlich wahrgenommen werden. Dabei macht es keinen Unterschied, ob es sich um eine objektive oder subjektiv empfundene Bedrohung handelt. Über das ↗ ***vegetative Nervensystem,*** die Achse Hypothalamus-Hypophyse-Nebenniere und über das ↗ ***aufsteigende retikuläre Aktivierungssystem*** wird der Körper in Alarmbereitschaft versetzt. Langfristiger ↗ ***Stress*** kann zu vielfältigen Beschwerden und Krankheiten führen.

***Taubheit***
Ein kompletter Hörverlust wird als Taubheit bezeichnet. Taubheit ist eine der häufigsten angeborenen Fehlbildungen und verhindert, falls sie nicht erkannt wird, die Sprachentwicklung (taubstumm). Die häufigste Ursache einer Taubheit sind ↗ ***Innenohr***schäden. Diese können heute durch das Einsetzen eines ↗ ***Cochlea-Implantats*** behandelt werden, sodass ein regulärer Spracherwerb bei Kindern oder der Erhalt der Kommunikationsfähigkeit bei Erwachsenen möglich ist. Ansonsten ist eine Kommunikation mit der Gebärdensprache möglich.

***Thalamus***
Der Thalamus wird auch das Tor zum Bewusstsein genannt, da alle Sinneseindrücke (außer die des Geruchssinns) hier auf ihre Relevanz

hin überprüft werden. Wie ein Filter siebt er unwichtige Informationen aus, um das Großhirn vor einer Reizüberflutung zu schützen. Wichtige Informationen werden dagegen durchgelassen und verstärkt, um dem Großhirn die Möglichkeit zu geben, bewusst einzugreifen. Der Thalamus steht eng mit dem ↗ limbischen Nervensystem in Verbindung.

***Tinnitus***

↗ ***Ohr***geräusche, die ihren Ursprung nicht in der Außenwelt haben, werden als Tinnitus bezeichnet. Sie können sporadisch auftreten oder dauerhaft sein. Ob sie gehört werden oder nicht und wie stark sie stören, hängt weniger von der ursprünglichen Ursache ab, als vielmehr von der Verarbeitung im Gehirn. Je mehr ↗ ***Stress*** sie auslösen und je negativer man sie bewertet, desto größer wird der Leidensdruck. Psychovegetative Begleit- und Folgeerkrankungen wie Schlafstörungen, Angstzustände und eine Depressionsneigung sind relativ häufig. Als Behandlung sind daher vor allem ↗ ***verhaltenstherapeutische*** Maßnahmen sinnvoll die die Verarbeitung im ↗ ***vegetativen*** und ↗ ***limbischen Nervensystem*** beeinflussen.

***Tinnitus-Retraining-Therapie***

Die Tinnitus-Retraining-Therapie wurde in den 1990er-Jahren von Professor Jastreboff und Professor Hazell in den USA entwickelt. Sie kombiniert eine Aufklärung des Patienten über die Harmlosigkeit seines ↗ ***Tinnitus*** (Counceling) mit einem Noiser. Als Noiser bezeichnet man Geräte, die baugleich zu ↗ ***Hörgeräten*** sind und ein leises Rauschen produzieren. Das Rauschen mischt sich mit dem eigenen Tinnitus, sodass dieser weniger präsent ist. Auf Dauer soll die ↗ ***Hörverarbeitung*** so lernen, den Tinnitus als weniger wichtig einzustufen und ihn zu unterdrücken (Habituation). Neuere Forschungsarbeiten zeigen allerdings, dass eine Tinnitus-Retraining-Therapie alleine keine wissenschaftlich nachweisbare Besserung bringt.

***Töne***

Töne enthalten im Gegensatz zu ↗ ***Geräuschen*** nur eine einzige ↗ Grund***frequenz.***

***Tonaudiometrie***

Die Tonaudiometrie ist ein Hörtest, bei dem der Proband Töne verschiedener ↗ ***Frequenzen*** wahrnehmen sollte. Die Lautstärke, ab der er den Ton hört, wird für alle Messfrequenzen notiert, sodass sich eine Kurve ergibt, die der Hörschwelle entspricht. Bei der Tonaudiometrie wird einmal über einen herkömmlichen und einmal über einen Knochenleitungskopfhörer unter Umgehung des ↗ ***Mittelohres*** gemessen. Dadurch ist die Unterscheidung von Mittel- und Innenohrschwerhörigkeit möglich.

*Trommelfell*
Das Trommelfell ist eine straff gespannte Membran, die den Gehörgang in Richtung ↗ ***Mittelohr*** abschließt. Es ist mit dem ersten der drei ↗ ***Gehörknöchelchen,*** dem Hammer, verbunden, auf den es die ↗ ***Schallwellen*** überträgt.

*Vegetatives Nervensystem*
Das vegetative Nervensystem besteht aus dem sympathischen und parasympathischen Nervensystem. Der Sympathikus ist für Aktivität und Anspannung zuständig. Der Parasympathikus für Ruhe und Entspannung. Die wichtigsten Botenstoffe des Sympathikus sind ↗ ***Adrenalin*** und Noradrenalin, die auch für die erste Phase der ↗ ***Stressreaktion*** verantwortlich sind.

*Verhaltenstherapie*
Die kognitive Verhaltenstherapie zielt darauf ab, schädliche innere Einstellungen und gewohnte Denkmuster zu erkennen und durch hilfreiche, gesunde zu ersetzen. Dazu werden zunächst die unterbewussten Gefühle sowie Denk- und Verhaltensmuster reflektiert. Anschließend werden sie auf ihre Angemessenheit überprüft. Stellt sich heraus, dass sie nicht angemessen oder objektiv falsch sind, werden sie durch neue, hilfreichere Einstellungen ersetzt. Eine kognitive Verhaltenstherapie ist bei ↗ ***Tinnitus*** immer dann sinnvoll, wenn das ↗ ***vegetative*** und das ↗ ***limbische Nervensystem*** zu einer Eskalation von Beschwerden führen.

# LITERATUR


***Kapitel 2***

Ganten D, Spahl T, Deichmann T. *Die Steinzeit steckt uns in den Knochen.* München: Piper; 2009.

Plack CJ. *The Sense of Hearing.* New York: Routledge; 2018.

Löhler J, Lehmann M, Segler V, Volkenstein S, Battmer RD, Ernst A et al. *The Mini-Audio-Test (MAT) – a screening method on hearing impairment to be used by general practitioners and specialized physicians.* 2019; Laryngo-Rhino-Otologie 98(1): 27–34.

Susan MH, Dispenza F, Gallup GG. Ratings of voice attractiveness predict sexual behaviour and body configuration. 2004; *Evolution and Human Behavior 25:* 295–304.

Zrzavý J, Storch D, Mihulka S (Hrsg.) *Evolution.* Heidelberg: Springer; 2009.

***Kapitel 3***

Bernhard H, Wermuth J. *Stressprävention und Stressabbau.* Weinheim, Basel: Beltz; 2011.

Breen MS, Maihofer AX, Glatt SJ et al. *Gene networks specific for innate immunity define post-traumatic stress disorder.* 2015; Mol Psychiatry 20(12): 1538–1545. doi:10.1038/mp.2015.9.

Freudenberger H. Staff burn-out. 1974; *Journal of Social Issues 30:* 159–65.

Haurand C, Ullrich H, Weniger M (Hrsg.) *Stressmedizin.* Berlin: Medizinisch Wissenschaftliche Verlagsgesellschaft; 2015.

Hüther G. *Biologie der Angst.* Göttingen: Vandenhoeck & Ruprecht; 1997.

Kalisch R. *Der resiliente Mensch.* München, Berlin: Berlin-Verlag; 2017.

Rensing L, Koch M, Rippe B, Rippe V. Mensch im Stress. Berlin, Heidelberg: Springer; 2005.

Wohlers K, Hombrecher M. *Entspann dich, Deutschland – TK-Stressstudie 2016.* Hamburg: TK; 2016.

***Kapitel 4***

Groß J. *Lärm-induzierte Erkrankungen des Menschen – Sitzungsbericht der Leibniz-Sozietät Bd.114.* Berlin; 2014.

Krumm B, Klump G, Köppl C, Langemann U. Barn *Owls have ageless ears.* 2017; Proc. R. Soc. B 20171584.

Löhler J et al. *Der Mini-Audio-Test (MAT) – eine Screeningmethode auf Schwerhörigkeit für Haus- und Fachärzte.* 2018; Laryngo-Rhino-Otologie 48(01).10.1055 / a-0805-5741.

Plontke S, Zenner HP. *Aktuelle Gesichtspunkte zu Hörschäden durch Berufs- und Freizeitlärm.* 2004; Laryngo-Rhino-Otologie 83: 122–64.

Ptok M, Ptok A. Auditive Verarbeitungs- und Wahrnehmungsstörungen. 2011; *HNO-Nachrichten 41(5):* 26–30.

Seidler A, Wagner M, Schubert M, Dröge P, Hegewald J. *Sekundärdatenbasierte Fallkontrollstudie mit vertiefender Befragung – Verkehrslärmwirkungen im Flughafenumfeld* Bd. 6. Kelsterbach: Gemeinnützige Umwelthaus GmbH; 2016.

Weeß HG. *Die schlaflose Gesellschaft.* Stuttgart: Schattauer; 2016.

Weihofen M, Hegewald J, Euler U, Schlattmann P, Zeeb H, Seidler A. *Aircraft noise and the risk of stroke – a systematic review and meta-analysis.* 2019; Dtsch Arztebl Int 116: 237–44.

WHO. *Burden of disease from environmental noise.* 2011.

***Kapitel 5***

Cima RFF, Mazurek B, Haider H, Kikidis D, Lapira A, Noreña A. *A multidisciplinary European guideline for tinnitus: diagnostics, assessment, and treatment.* 2019; HNO 67: 10–42.

Feldmann H. *Tinnitus.* Stuttgart: Springer; 1992.

Hiller W, Goebel G. Rapid assessment of tinnitus-related psychological distress using the Mini-TQ. 2014; *International Journal of Audiology 43:* 600–604.

Hölzel B, Brähler C (Hrsg.) *Achtsamkeit.* München: Barth; 2015.

Mazurek B, Szczepek A, Hebert S (Hrsg.) *Stress and tinnitus.* Cham: Springer; 2017.

***Kapitel 6***

Damasio A. *Der Spinoza-Effekt.* Berlin: List; 2005.

Hofmann S. *Emotionen in der Therapie.* Tübingen: DGVT-Verlag; 2018.

Kölsch S. *Good Vibrations – Die heilende Kraft der Musik.* Berlin: Ullstein; 2019.

Levithin D. *Der Musik-Instinkt.* Berlin-Heidelberg: Springer; 2009.

Schiewer GL. *Studienbuch Emotionsforschung.* Darmstadt: WBG; 2014.

# AUTOREN

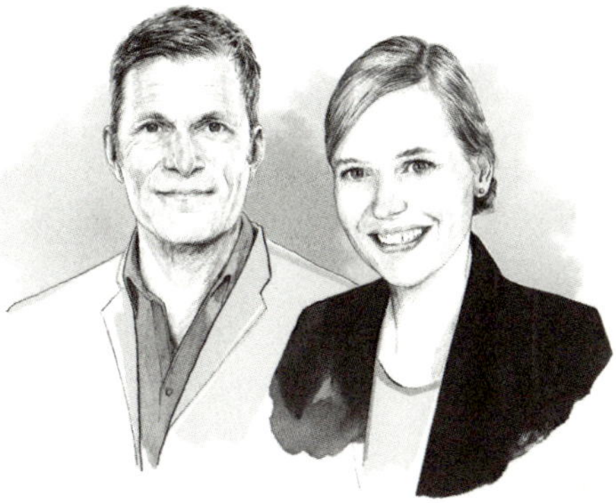

***Dr. Uso Walter,*** geboren 1963, ist Hals-Nasen-Ohren-Arzt und seit fast 20 Jahren auf Tinnitus spezialisiert. Seine therapeutischen Erfahrungen und sein Wissen hierüber gibt er auch auf dem Youtube-Kanal »Tinnitus-Sprechstunde« weiter. Darüber hinaus hat er die verhaltenstherapeutische Tinnitus-App »Kalmeda« entwickelt, die als erste digitale Gesundheitsanwendung in Deutschland zugelassen wurde. Uso Walter lebt in Duisburg, wo er auch eine HNO-Praxis betreibt.

***Dr. Lucia Schmidt,*** geboren 1982, ist Ärztin und verantwortet als Redakteurin seit 2013 die »Leib & Seele«-Seiten in der *Frankfurter Allgemeinen Sonntagszeitung.* Unter anderem erhielt sie 2016 den Journalistenpreis des Berufsverbandes der Deutschen Chirurgen. Sie ist Autorin des 2018 bei Ecowin erschienenen Buches »Leber an Milz«, das im Jahr 2019 mit dem Medienpreis der Deutschen Gesellschaft für Gastroenterologie, Verdauungs- und Stoffwechselkrankheiten geehrt wurde. Lucia Schmidt lebt in Frankfurt am Main.